Sina-Aline Geißler

Immer wenn ich mich verführe

Weibliche Selbstbefriedigung — ein Tabu wird gebrochen

WILHELM HEYNE VERLAG
MÜNCHEN

HEYNE SACHBUCH
Nr. 19/410

Umwelthinweis:
Dieses Buch wurde auf chlor- und säurefreiem Papier gedruckt.

Ungekürzte Taschenbuchausgabe
im Wilhelm Heyne Verlag GmbH & Co. KG, München

Printed in Germany 1996
Umschlagillustration: Silvestris Fotoservice, Kastl
Umschlaggestaltung: Atelier Adolf Bachmann, Reischach
Druck und Verarbeitung: Presse-Druck, Augsburg

ISBN 3-453-09154-X

Inhaltsverzeichnis

Vorwort

Weibliche Selbstbefriedigung – das große Tabu

Im Gegensatz zur männlichen Onanie gilt die weibliche Selbstbefriedigung noch immer nicht als legitim. Johannes Paul II. brachte es in seiner Ansprache im Januar 1994 auf den Punkt: Die männliche Selbstbefriedigung ist als organisch bedingtes Muß zu akzeptieren, die weibliche Masturbation jedoch sei weiterhin als bloße Wollust zu werten und somit als Todsünde. Das verkündete er, ganz Vertreter seines Geschlechts, den Gläubigen.

Ein Blick in die erotische Angebotspalette der heutigen Zeit bestätigt ihn: Für Frauen gibt es kaum Filme oder Literatur, die sie entsprechend anregen könnten. Sexshops oder Pornokinos sind weithin noch immer eine Domäne des Mannes. Als in München der Frauensex-Shop »Ladies First« eröffnet wurde, ging ein Raunen durch die Presse. So liberal man sich auch in den Redaktionen geben mag, »ein wenig schockierend« findet man's doch. Dessenungeachtet entdecken immer mehr Frauen die Lust an ihrem Körper und die Befriedigung durch sich selbst und fordern auch in diesem Bereich die längst überfällige Gleichberechtigung.

Ich kenne meinen Körper am besten, sagt Siegrun, 34, verheiratet, *nur ich weiß genau, wann, wo und wieviel. Kein Mann hat soviel Zärtlichkeit, Ausdauer und Einfühlungsvermögen.*

Petra, 40 Jahre, empfindet ihre Lust an der Masturbation keinesfalls als Ersatzbefriedigung oder als Handlung einer frustrierten Geliebten, sondern vielmehr als Bereicherung: *Je besser ich meinen Körper kenne und seine Reaktionen, um so besser kann ich meinem Partner meine Gefühle vermitteln. Mit mir selbst kann ich Grenzen austesten, Neues probieren. Dafür habe ich mir ein ganzes Sortiment an entsprechendem Spielzeug angeschafft, und so nach und nach probiere ich es auch beim Sex mit meinem Freund aus.*

Schon wittern Meinungsforscher und Sexualtherapeuten ernsthafte moralische Gefahren. Die heutige Gesellschaft drohe zu einer Gesellschaft bindungsunfähiger, selbstsüchtiger Menschen zu werden, behaupten sie. Für den Sexualforscher Ernest Borneman eine zwangsläufige Entwicklung. Niemals, so fand er in langjährigen Studien heraus, war die sexuelle Unzufriedenheit hierzulande größer als heute.

»Die Gesellschaft zerfällt in einen Haufen masturbierender Monaden«, resümiert der Soziologe Alexander Schuller, und sein Kollege Götz Kockott ergänzt betrübt, daß die einsame Verrichtung auch beim weiblichen Geschlecht vermehrt um sich greife. 72 Prozent aller jungen Studentinnen, so Kockotts Befund, masturbierten, und das im Zeitalter der vermeintlich unbegrenzten sexuellen Möglichkeiten.

Die Wissenschaftler sind ratlos. Die Frauen schreiten zur Tat. Und das aus gutem Grund. Traurige Tatsache in Zahlen: Weniger als die Hälfte aller Frauen kommt beim Geschlechtsverkehr mit ihrem Sexualpartner zum Höhepunkt. Nach dem Motto: Mach's dir selbst, sonst macht's dir keiner, greifen immer mehr Frauen zur Selbsthilfe. Allerdings nicht länger mit dem Gestus bitterer heimlicher Schandhandlung oder trauriger Resignation, sondern selbstbewußt und einfallsreich.

In diesem Buch erzählen Frauen von Ihrer Lust mit sich selbst, berichten offen, wie und womit sie am besten zur Befriedigung kommen, erzählen über Unsicherheiten, Schamgefühle und Ängste genauso wie über die erotischen Träume und Phantasien, die sie beim Liebesspiel mit sich selbst beflügeln und begleiten.

Berichte, die Lust machen. Auf die Lust mit sich selbst.

1. KAPITEL

Warum sich Frauen selbst befriedigen

Umfragen, Statements, Antworten

Eine Umfrage Heidelberger Studenten aus dem Jahre 1993 ging dieser Frage nach. Die Antworten der Männer unterschieden sich dabei deutlich von denen der befragten Frauen.

Daneben fragte ich im Rahmen meiner Recherchen zu diesem Buch bei unterschiedlichen Frauen nach, ob, und wenn ja, warum sie sich selbst befriedigen.

Untersuchungsergebnisse, Statements und Antworten ergaben ein interessantes Bild.

Die Frage, warum sich Frauen selbst befriedigen, wurde sowohl Männern als auch Frauen gestellt. Die Befragten wurden zufällig ausgewählt, wenngleich darauf geachtet wurde, daß sie unterschiedlichen Altersgruppen und sozialen Schichten zugeordnet werden konnten.

Die Befragten wählten unter fünf möglichen Antworten die aus, die ihrer Meinung nach das glaubwürdigste Motiv für die weibliche Masturbation auswies.

Die Resultate der Männer:

Am häufigsten wurde genannt: Frauen befriedigen sich selbst, weil sie keinen Partner haben.

Auf den zweiten Platz kam: Frauen befriedigen sich selbst, weil sie beim Geschlechtsverkehr mit einem Mann nicht zum Orgasmus kommen können.

Den dritten Platz belegte: Frauen befriedigen sich selbst, weil sie beim Geschlechtsakt mit dem Mann nur zum vaginalen Orgasmus kommen und sich den klitoralen selbst besorgen wollen.

Viertens, aber relativ weit abgeschlagen: Frauen befriedigen sich selbst, weil sie Spaß an der Selbstbefriedigung haben.

Und schließlich fünftens: Frauen befriedigen sich selbst, weil sie dabei hemmungsloser sein und sich der eigenen Lust mehr hingeben können als beim Geschlechtsverkehr mit einem Mann.

Die Antworten der Frauen waren völlig anders.

Auf Platz 1 kam hier die Vorstellung, daß Frauen sich selbst befriedigen, weil sie beim Geschlechtsverkehr mit einem Mann nicht zum Orgasmus kommen.

Zweitens gaben sie zu: Weil wir Spaß an der Selbstbefriedigung haben.

Und was bei Männern an letzter Stelle steht, kommt bei Frauen an dritter: Weil wir dabei hemmungsloser sein und uns mehr der eigenen Lust hingeben können.

Viertens räumten sie ein: Weil wir beim Geschlechtsakt mit einem Mann nur zum vaginalen Orgasmus kommen können und uns den klitoralen selbst besorgen wollen.

Und auf dem letzten Platz folgt das Hauptargument der Männer: Weil wir ohne Partner sind.

Während die Männer die Vorstellung, daß eine Frau während des Verkehrs unter Umständen nicht zum Orgasmus kommen kann, als unabwendbare Tatsache in Kauf zu nehmen schienen, klang bei den meisten Frauen der Vorwurf mit, daß sich die Männer noch immer viel zuwenig darum bemühten beziehungsweise dafür sorgten, daß ihre Partnerin ebenfalls auf ihre Kosten kommt.

Weit verbreitet war auch die Klage, daß sich die Männer zuwenig Zeit für Zärtlichkeiten vor dem eigentlichen Geschlechtsakt nähmen, das Vorspiel schlicht vernachlässigten. Einige beanstandeten, daß ihre Sexualpartner sehr wohl erwarten würden, daß sie sie mit Händen oder oral befriedigten, selbst aber keinerlei Interesse daran zeigten, sie entsprechend zu befriedigen.

Mehr als fünfzig Prozent der befragten Männer glaubten im übrigen, daß jede Frau sehr wohl in der Lage sei, einen vaginalen Orgasmus zu haben, der Geschlechtsverkehr also genügen müsse, um ihre Befriedigung zu gewährleisten, während nur acht Prozent der befragten Frauen angaben, je einen solchen vaginalen Orgasmus erlebt zu haben.

Die Gründe, aus denen sich Frauen selbst befriedigen, sind indessen sehr unterschiedlich. Ich fragte während der letzten sechs Monate während der Arbeit an diesem Buch mehr als hundert Frauen verschiedener Altersgruppen, ob sie »es« tun, und wenn ja, warum.

Hier einige – sicher nicht repräsentative – Antworten:

Heidi, 39: *Ich befriedige mich selbst, weil ich zur Zeit ohne festen Partner bin. Für mich ist (Selbst-)Befriedigung so selbstverständlich wie essen, trinken oder schlafen, ein ganz natürliches Bedürfnis, das gestillt werden muß.*

Sandra, 24: *Mit meinem Freund geht alles ziemlich schnell. Da habe ich kaum Zeit, auf Touren zu kommen. Also streichele ich mich hin und wieder selbst. Meistens mit der Hand, manchmal benutze ich auch einen Vibrator.*

Corinna, 29, *braucht es immer dann, wenn sie sich angespannt und verkrampft fühlt: In letzter Zeit ziemlich häufig. Ich kann dann nicht warten und sehen, ob mein Mann vielleicht auch gerade Lust hat. Dazu kommt, daß ich bei ihm nicht immer zum Orgasmus komme, also auf sein Good will angewiesen bin. Bin ich allein, lasse ich mir erst einmal ein Bad ein, schon das entspannt mich. Und dann stelle ich den Wasserstrahl der Brause auf ziemlich hart ein und richte ihn auf meine Vagina, lasse ihn so lange zwischen meinen Schamlippen hin und her wandern, bis ich den Höhepunkt erreiche. Danach bleibe ich noch eine Weile in der Wanne liegen und genieße dieses Gefühl der Gelöstheit und Entspannung.*

Julia, 22: *Warum? Schwierige Frage. Weil's Spaß macht, und weil ich dann beim Verkehr mit meinem Freund nicht mehr so orgasmusfixiert bin. So bringt es uns beiden was. Ich bin nicht der Meinung, daß es die Aufgabe meines Freundes ist, mich zum Orgasmus zu bringen. Mir gefällt es auch so, mit ihm zu schlafen, besonders dann, wenn ich für meinen Höhepunkt schon selbst gesorgt habe. Wenn es ihn mal zerrt, ich meine sexuell, dann hilft er sich schließlich auch selbst. So auf die Schnelle, wie er sagt. Da erwartet er schließlich auch nicht, daß ich für seine Befriedigung sorge.*

Elvira, 41: *Zur Zeit mache ich es oft. Ein trauriges Kapitel. Das paßt wahrscheinlich gar nicht in Ihr Buch,* sagt sie. *Mein Mann hat eine Geliebte, rührt mich kaum noch an. Bis jetzt konnte ich mich allerdings noch nicht von ihm lösen. Ich brauche deshalb so dringend das Gefühl, trotzdem begehrenswert, eine sexuell interessante Frau zu sein, verstehen Sie? Ein anderer Mann reizt mich nicht, weil ich doch nur an ihn denke. Also bleibt nur die Selbstbefriedigung. Sie tut mir auch gut, aber danach bin ich im Grunde noch trauriger, weil sie mir verdeutlicht, wie einsam ich bin.*

Kerstin, 27: *Mein Freund ist für ein halbes Jahr nach Amerika gegangen. Uns bleiben nur Telefonate. Aber was für welche. Wir befriedigen uns Ohr an Ohr. Das ist unheimlich aufregend. Ich hoffe wirklich, daß wir dieses Spiel beibehalten werden, wenn er wieder da ist. Ich hatte immer ein sehr freies Verhältnis zur Selbstbefriedigung – und mein Freund ebenfalls. Wir haben uns auch schon gleich zu Anfang unserer Beziehung voreinander selbst befriedigt, und ich glaube, dabei kann man einiges lernen. Die Vorlieben des anderen erkennen.*

Ramona, 35: *Ich habe die Selbstbefriedigung erst lernen müssen. Das kam durch meine Scheidung vor knapp zwei Jahren. Ich war völlig fertig, mein Selbstbewußtsein gleich Null. Er hatte mich wegen einer anderen verlassen, ich hatte keinen Job, ein Großteil unserer Freunde schlug sich auf seine Seite. Es war eine gräßliche Zeit. Ich habe dann eine Selbsthilfegruppe und auch einen Therapeuten aufgesucht. Nach einem halben Jahr habe ich mit einer Therapie begonnen, da mußten wir lernen, auf den eigenen Körper und seine Signale zu hören, ihn bewußt wahrzunehmen. Natürlich ging es dabei auch um sexuelle Bedürfnisse. Es war für mich der Sprung ins eiskalte Wasser, meine Lust wildfremden Menschen zu offenbaren, aber ich lebte in dieser Zeit nach dem Motto: Du hast nichts zu verlieren, kannst also nur gewinnen, und habe es getan.*

Das heißt vor allem: Ich habe meine sexuellen Bedürfnisse zugelassen und eingestanden. Die Erfahrung, daß ich mich selbst befriedigen kann – man achte auf den genauen Sinn der Worte –, hat mich stark gemacht. Mich selbst anzunehmen, mich selbst zu lieben, dazu gehörte auch, mich selbst und meine sexuellen Bedürfnisse befriedigen zu können. Das ist mir klargeworden, und seitdem empfinde ich Selbstbefriedigung als etwas sehr sehr Wichtiges.

2. KAPITEL

Selbstbefriedigung gestern und heute

Der Sündenfall

Nicht nur von der katholischen Kirche wurde die Selbstbefriedigung zur Todsünde erklärt. Noch in jüngster Vergangenheit galt sie als Indikator schrecklicher Krankheiten und moralischen Verfalls. Und bis heute sind sie da, diese Schreckgespenster jahrelanger Verdammnis. Sie verblassen nur sehr langsam.

»Pädagogen, Ärzte, Theologen wie auch Philosophen haben die Selbstbefriedigung als Sünde und Laster, ja als Indikator vieler schrecklicher Krankheiten und Seuchen verfolgt. Und dies in einem Ausmaß und einer Brutalität, die an Ketzer und Hexenjagden erinnert ...« Der Freiburger Literaturwissenschaftler Ludger Lütkehaus hat die Geschichte der Onanie-Inquisition verfolgt.

In seinem Sammelband »O Wollust, O Hölle« bezeugen medizinische, philosophische und auch pädagogische Texte Stationen jahrhundertelanger moralischer Unterdrückung und Verfolgung. Aus der Medizinisch-Pathologischen Enzyklopädie von Tissot beispielsweise ist dort über die Gefahren der Masturbation das Folgende zu lesen: »... wir betrachten sie *(die Masturbation – Anm. der Autorin)* hier nur als Arzt und damit als Ursache einer Unzahl sehr schwerer, meistens tödlicher Krankheiten. Den Theologen überlassen wir die Sorge, das Ausmaß des Verbrechens zu erkennen und bekannt zu machen.«

Doch abschreckend zumindest wollte man dennoch wirken, wie das nächste Zitat beweist: »Wir glauben, daß wir die Menschen wirksamer von dieser Leidenschaft abbringen können, wenn wir sie unter diesem Gesichtspunkt darstellen und das schreckliche Bild all der Unglücke zeichnen, die sie nach sich zieht.«

Zunächst einmal widmet man sich zu diesem Zwecke der Unglücke, die die männliche Masturbation nach sich ziehen kann. Also, meine Herren, aufgepaßt: »Die unmäßige Samenabsonderung ist die Ursache einer Unzahl von Krankheiten. Jeder weiß, wie sehr sie schwächt und welche Mattigkeit, Unpäßlichkeit und Verstörtheit dem Lustakt folgt. Die Nerven sind davon in erster Linie betroffen, und Nervenkrankheiten sind damit die häufigste Folge einer zu starken Samenabsonderung.«

Wer sich von dieser Prophezeiung noch nicht abschrecken läßt, sondern das Übel munter weiter betreibt, dem droht noch viel Schlimmeres, wie Herr Tissot weiß:

»Wenn der Kranke von diesen Symptomen nicht abgeschreckt wird und ihre Ursachen weiterhin verstärkt, verschlimmern sich die Krankheiten, es kommt zu Rückenmarkschwund, ein schleichendes Fieber tritt auf. Der Schlaf wird kurz und von Alpträumen gestört, die Abmagerung artet zur Auszehrung, das Gesicht ist leichenblaß und von Pickeln übersät. Der Kranke wird von Kopfschmerzen gequält, eine furchtbare Gicht sitzt in den Gelenken, und der gesamte Körper leidet unter

Rheumatismus, vor allem der Rücken und die Nierengegend.«

Wer seiner verbotenen Lust nach diesen düsteren Prophezeiungen immer noch nicht Einhalt gebietet, dem wird die Lust ohnehin bald von selbst vergehen, glaubt Tissot: »Die Geschlechtsteile, Werkzeuge der Lust und des Verbrechens, werden häufig von einem schmerzhaften Priapismus befallen, von Geschwulsten, Harnbrennen und sehr sehr oft auch von Tripper oder von Samenfluß schon bei der geringsten Anstrengung heimgesucht, was den Kranken endgültig schwächt.«

Gütiger Gott! Was wir heute nur noch mit Kopfschütteln lesen, verfehlte dereinst seine Wirkung auf gutgläubige Kranke *(Onanisten)* nicht: »Ich merke sehr wohl«, hatte ein reuiger Onanist Herrn Tissot geschrieben, »daß dieser verwerfliche Handgriff meine Geisteskraft und vor allem mein Gedächtnis vermindert hat ...«

In der allgemeinen Encyclopädie der Wissenschaft und Künste, herausgegeben von G. S. Ersch und J. G. Gruber ist unter dem Begriff Onanie zu lesen: »Onanie: s. 1. Mos. Cap. 38, – Selbstschändung, Selbstschwächung, gehört zu den wichtigsten, psychisch-moralischen Krankheiten, hauptsächlich der Städter, und herrscht seuchenartig bei weitem allgemeiner in unserem Zeitalter.«

Als Auslöser dieser »wichtigen« und seuchenartigen Krankheit nennen die Herren Ersch und Gruber gleich mehrere Gründe: Zum einen, den physischen Reiz der Pubertät, der die Geschlechtstriebe aus ihrem Schlummer weckt – »kennt nun das jugendliche Herz die Tugend der Keuschheit nicht, oder wird dieses durch jene sinnlichen Eindrücke überwältigt, so kann Onanie nur zu leicht veranlaßt werden«.

Auch körperliche Merkmale konnten nach Auffassung der Herren Wissenschaftler für den etwaigen Sündenfall von Bedeutung sein: »Ein schwacher, zarter Körperbau sorgt für übergroße Empfindlichkeit und Reizbarkeit und damit zu jener besonderen Anlage der Wollust.« Deshalb, so die Wissenschaftler, »verfallen auch rachitische, kränkliche oder verweichlichte Kinder so leicht der Onanie«.

Aber sie erkannten auch die Gefährlichkeit der falschen Nahrungsaufnahme: »Allzu kräftige und überreizende Nahrungsmittel, vorzüglich solche, welche Samenabsonderungen vermehren und die Empfindlichkeit der Geschlechtsteile erhöhen, z. B. Übermaß im Genuß der Fleischspeisen, Fische, Eier oder auch ausländischer Gewürze, oder der Schokolade, sowie jede Unordnung und Unmäßigkeit im Essen und Trinken gilt es unbedingt zu vermeiden.«

»Besonders bei Mädchen«, so die Autoren, »gelte es das frühzeitige Tragen von Beinkleidern, zumal wollenen und enganliegenden, zu verhindern, das Reiten und Klettern auf Bänke zu untersagen, und insbesondere die unnatürliche Bewegung auszuschließen.«

»Hilft das alles nichts, sieht es düster aus«, meinen Ersch und Gruber, denn: »Der Onanist flieht die Weiber, die Onanistin jeden Mann. Mit ihren körperlichen Kräften schwinden auch die geistigen und vorzüglich leidet die

Denkkraft. Mit dieser Geistesschwäche verbindet sich Trübsinn und Mutlosigkeit, Onanisten sind zerstreut und schreckhaft, ihre Seele wird unlustig, verschlossen und finster. Ihnen ekelt vor jeder ernsten Beschäftigung, aber auch vor lustiger Gesellschaft, denn sie suchen die Einsamkeit und brüten im Nichtstun. Ihre bisherige Kränklichkeit artet nunmehr in wirkliche unheilbare Krankheiten aus: in Epilepsie, Bleichsucht, Wassersucht, Schwindsucht, Wahnsinn, und entgingen sie noch einmal dem Tode, so blieben ein siecher, ausgetrockneter Körper, ewige Impotenz und ein frühes Alter ihr Los.«

Da bleibt einem ja wirklich die Luf(s)t weg.

Es fragt sich: Ist das Übel heilbar oder nicht? Ersch und Gruber bedauern, daß eine gründliche Heilung oft sehr schwierig sei, und meinen, daß man sich vor allen Dingen darum bemühen sollte, den moralischen Zustand eines solchen Kranken genau kennenzulernen. Denn erst – und nur dann – könnten die zweckmäßigen Mittel zu dessen Heilung angewandt werden.

Oberstes Gebot müsse ansonsten für alle Erzieher, Eltern und Ärzte sein: dem Unheil vorzubeugen. Als Hauptverhütungsmittel beschreiben sie:

1. »Man bewahre die Kinder vor allem, was sinnlich und weichlich macht, und suche sie zeitgemäß und vernünftig abzuhärten. Man kleide die Kinder nicht zu warm, bette sie nicht zu weich, überfüttere sie nicht, am wenigsten mit Leckereien, und vergönne

ihnen tägliche Bewegung an frischer Luft und zweckmäßige Leibesübungen.«

Gelegenheit macht Lust und Liebe, dachten sich wohl Ersch und Gruber und verordneten darum:

2. »Man bewahre sie vor Müßiggang, aller Laster Anfang, Kinder wollen immer beschäftigt sein, nur zu oft wird Wollust der Zeitvertreib unbeschäftigter Kinder, und deshalb habe man sie stets unter Aufsicht, lasse sie einzeln jedes in seinem Bette schlafen. Man gewöhne sie zeitig, auf den Seiten, zumal der rechten, und nicht auf dem Rücken oder dem Bauch zu schlafen und bei dem Erwachen sogleich aufzustehen und sich anzukleiden. Bei Verdacht endlich verwahre man des Nachts ihre Hände in an den Enden zusammengenähten Ärmeln, so daß sie nicht nach den Genitalien greifen können.«

Waren sie auch von der Wirksamkeit solcherlei Maßnahmen überzeugt, so kommen Ersch und Gruber letztendlich doch zu dem Schluß: »Ein sicheres Mittel gegen Onanie bleibt endlich noch der Ehestand, wenn diesen Alter und sonstige Verhältnisse gestatten.«

Doch zuvor – man will ja nicht die Katze im Sack (ver)heiraten – noch ein paar Tips, damit der junge Mann nicht etwa eine Onanistin zum Weibe nimmt:

»Charakteristik der weiblichen Onanie: trockenes, weiches, glanzloses, am Vorderkopfe leicht ausfallendes Haar mit gespaltenen Spitzen« *(»du lieber Himmel, ich bin entlarvt«),* Kopfschmerz, Augenschmerz, glanzlose, wäßrige unstete oder stiere tiefliegende Augen mit mißfarbigen Deckeln *(Zombie läßt grüßen),* welke, leicht bebende Lippen, Kurzatmigkeit, von häufigem Seufzen und Gähnen unterbrochen, Magenschmerz, häufiger wie rohes Sauerkraut riechender Schweiß, Händezittern, schlaffe Körperhaltung, Wortkargheit, Männerscheu und vieles mehr sind ernstzunehmende Hinweise, daß es sich um eine Onanistin handelt.«

Gegen weibliche Onanie sei jedoch, versichern die Wissenschaftler, ein besonderes Kraut – nein, nicht das rohe Sauerkraut! – gewachsen, nämlich: »Stete Anregung des ohnehin in der Seele des Weibes tief gegründeten Sinnes für reine Weiblichkeit zur Keuschheit, Ehrbarkeit und Mutterpflichten. Girrende, weibliche empfindsame Liebesromane sind streng zu verbieten. Auch die Religion kann hier mehr Glück haben als bei den Knaben und Jünglingen.«

Ja, ja, die leichtgläubigen Weiber ...

Für Wilhelm Reich, den Bejaher der sexuellen Bedürfnisse, stand zur Zeit seines 1939 erschienenen Werkes zur »Sexuellen Revolution« in Sachen Onanie immerhin schon fest, »daß sie in gewissen Grenzen einen Ausweg aus den Schäden der Abstinenz darstellen kann, will meinen: besser Selbstbefriedigung statt gar keiner.« Reich gibt allerdings auch zu bedenken, daß allzu große Schuldgefühle und moralisches Denken störend wirken können. »Nur die wenigsten Jugendlichen haben sich soweit den moralischen Einflüssen der genossenen Erziehung emanzipiert, daß sie skrupellos zur onanistischen Befriedigung greifen, die meisten von ihnen onanieren unter schwersten Hemmungen mit den schädlichsten Praktiken. Die Gefahr einer Neurose«, schreibt Wilhelm Reich, »wächst dann mit der Dauer der onanistischen Befriedigung. Und wenn wir unsere Jugendlichen genau betrachten, ihr Wesen mit ihrem Sexualleben in Zusammenhang bringen, fällt uns sofort ihr scheues, mehr oder weniger verkrampftes Gehabe auf. Als frisch, tüchtig und rege erweisen sich immer die, welche im richtigen Augenblick den Schritt von der Onanie zum Geschlechtsverkehr zu machen wagten.«

Sprung in die Gegenwart – Onanie gehört zur erfüllten Sexualität, ist doch klar. Wirklich? Aus dem Medizinisch-Psychologischen Wörterbuch von 1990 des Autors Professor Dr. Uwe Peters findet sich unter dem Begriff Onanie: »*Onanie:* Sexuelle Selbstbefriedigung und Herbeiführung eines Orgasmus durch äußere Reizung der Genitalien, meist mit der Hand. Bei Frauen auch durch besondere Instrumente, Zusammenpressen der Oberschenkel *(wie geht denn das?)*, Schaukeln, Reiben der Vulva an Gegenständen.« Der Vorgang ist, so weiß der Autor, gewöhnlich von besonderen Phantasien begleitet. »Vorkommen bei Männern: 90%, bei Frauen wahrscheinlich etwas seltener *(glaub' ich nicht ...)*, ca. 75%. Vorkommen hier besonders bei älteren Frauen, Ursache ist gewöhnlich Mangel an ausreichender Gelegenheit zu heterosexuellem Verkehr.«

Immerhin scheint die Mär von der körperlichen Schädigung durch die Selbstbefriedigung weitgehendst ausgeräumt: »Körperliche und geistige Schäden«, schreibt Professor Peters, »treten nicht als Folge auf *(Puhhh!!)*,

»jedoch häufig innere Konflikte und Selbstvorwürfe, da Onanie durch Moral und Religion gewöhnlich verboten.«

Keine Angst, es besteht Hoffnung auf bessere Zeiten, beruhigt uns der Autor im letzten Abschnitt: »Durch den Einfluß der Psychoanalyse *(muß er ja schreiben als Psychoanalytiker ...)* macht sich in Europa gegenwärtig eine freiere Haltung bemerkbar. Onanie wird für bestimmte Lebensabschnitte *(wohl aber auch nur dann!)* als normale Form der sexuellen Betätigung angesehen.«

Ich schäme mich noch heute

Ich weiß, heute klingt das unglaublich, sagt Renate, 52 Jahre alt und verwitwet, *aber in meiner Jugendzeit war es noch so, daß meine Mutter darauf bestand, daß meine Hände des Nachts über der Bettdecke zu sehen waren. Damit ich auf keine sündigen, nein, schmutzigen Gedanken komme. Ich wußte damals gar nicht, was sie meint. Schmutzig ...*

Renate wuchs unter den erstickenden Moralvorstellungen der fünfziger Jahre auf. Kein Gedanke daran, die Eltern jemals nackt zu sehen zu bekommen. Die kleinen Kinder wurden vom Klapperstorch gebracht, und wer als Frau gar zuviel Busen zeigt, ist eine »Schlamperte«, »ein verkommenes Luder«. »Ist schmutzig.« Doch Gefühle scheren sich – Gott sei Dank – einen Dreck um Dogmen und Moralvorstellungen oder gar Verbote.

Freitags war »Waschtag«, erinnert sich Renate. *Meine Mutter wusch uns Kinder mit einem rauhen Schwamm. Ich war die Älteste und kam als letzte dran, das Wasser war dann fast schon kalt. Eigentlich haßte ich aus diesem Grund das Baden.* Aber irgendwann, als die Mutter mit dem besagten Schwamm emsig zwischen ihren Beinen auf und ab rieb – »denn da stinkt man besonders leicht« –, kam ein Gefühl, neu und aufregend, verboten und deshalb verlockend. *Weiter geschah nichts, nur, daß ich am nächsten Freitag sehr gespannt war, ob es wieder kommen würde. Es kam. Ich zitterte vor Aufregung, wünschte mir sehnlichst, daß meine Mutter endlich an diese Stelle kommen würde und sich lange Zeit lassen würde.* Wieder bleibt Renate mit einem Gefühl der Spannung zurück. Nach einigen weiteren Malen denkt sie daran, einfach mal so, unter der Woche, mit einem Schwamm zwischen ihren Beinen zu reiben. Doch halt, fällt es ihr ein, das ist verboten, da berührt man sich nicht, niemals. Das ist schmutzig.

Als Renate mit 15 Jahren zum ersten Mal ihre Periode bekommt, stellt ihr die Mutter mit abgewandtem Gesicht ein Paket Watte hin: »Jetzt hast du also auch diese Sauerei, und, daß du dich ja von den Mannsbildern fernhältst«. Renate versteht nichts, das Blut zwischen ihren Beinen macht ihr angst, außerdem hat sie Bauchschmerzen, und von den Mannsbildern will sie ohnehin nichts wissen.

Ihre Mutter badet sie freitags nun nicht mehr. »Mach es selber, aber schnell, daß du dich ja nicht mit Unsinnigem aufhältst.«

Lange noch wirkt das Verbot – und die Angst vor Entdeckung bleibt –, und Renates Hände bleiben züchtig auf der Bettdecke liegen des Nachts, sichtbar, zur Beruhigung der Mutter, dann aber siegt die Neugier. Eines Nachts tastet sie ihren Körper ab, ihr Herz schlägt wild und laut dabei, fast so, als ob es jeder hören könnte und sofort wissen müßte, daß es sich dabei um ihr schlechtes Gewissen handelt. Renate streicht über die verbotene Stelle, die schmutzige, die sich aber doch so sonderbar schön anfühlt, auf und ab reibt sie, mit nur einer Hand, die andere läßt sie auf der Decke liegen, und sowieso behält sie dabei die Tür im Auge. Das Gefühl kommt wieder, prickelnd wie damals beim Waschen mit dem rauhen Schwamm, und Renate merkt, daß es sich so eigentlich noch schöner anfühlt. Ganz sanft gleitet sie mit den Fingern auf und ab, auf und ab. Ein klein wenig weiter nur öffnet sie ihre Beine, ihre Finger bewegen sich weiterhin sanft. Sie spürt, daß sie das schönste Gefühl dann bekommt, wenn ihre Finger an dem Punkt ganz oben verweilen, an der Stelle, an der einige Haare zu wachsen begonnen haben. Sie spürt auch, daß sie immer aufgeregter wird, schon gar nicht mehr stilliegen kann, irgend etwas tobt in ihr, will weiter, mehr, der Satan, Sünde. Sie bekommt riesige Angst. Angst, daß dieses Pochen nie mehr aufhören wird. Es ist fast schon ein Schmerz, fast schon unangenehm. Es soll endlich wieder aufhören, und doch will sie eigentlich weitermachen. Lieber Gott, hilf mir doch.

Die Hände wie zum Gebet ordentlich über der Decke gefaltet, fällt Renate in einen unruhigen Schlaf. Am nächsten Morgen kann sie der Mutter nicht ins Gesicht schauen, geschweige denn in die Augen. Flammendes Rot überzieht ihr Gesicht, wann immer sie sich an ihr sündiges Treiben erinnert. Herrgott, vergib mir. Sie geht zur Beichte. Der Pfarrer gibt ihr zehn Vaterunser auf. Sie genießt den Schmerz der harten Holzbank an ihren knochigen Knien und betet ein paar mehr – als Zeichen besonderer Buße.

Aber zwei Nächte später wandern ihre Hände wieder zu dem verbotenen Dreieck zwischen ihren Beinen, und dieses Mal hört sie nicht auf. Sie kann einfach nicht mehr, etwas ist stärker als alle Angst. Und als sie den ersten Orgasmus ihres Lebens hat, ohne zu wissen, was das ist, preßt sie ein »Herr, vergib mir« in ihr unschuldig weißes Kissen, und als sie die Feuchtigkeit spürt, die zwischen ihren Beinen hervortritt, ist sie sicher, daß etwas ganz Schlimmes passiert sein muß und gewiß bald etwas noch viel Schlimmeres passieren wird.

Renate hat Angst. Sie fühlt sich schuldig, zur Kirche geht sie nicht mehr. Der Vergebung Gottes, seines Trostes ist sie nicht mehr würdig. Dessen ist sie sich sicher. Und es gibt auch sonst niemanden, dem sie sich anvertrauen kann. Sie ist ganz allein mit dieser Schande und dem Schmutz. Denn die Feuchtigkeit zwischen ihren Beinen, das muß er sein, der Schmutz, der »klebrige«, von dem die Mutter immer sprach, das ist Renate ganz klar mit ihren 17 Jahren und auch, daß sie von nun an immer und ewig befleckt sein wird von diesem Schmutz. Renate berührt sich nicht wieder.

Mit 20 Jahren heiratet sie den Mann, der ihren Eltern als Schwiegersohn willkommen ist. Liebe? *Keine Spur,* erinnert sich Renate. *Er machte mir den Hof, wie es sich zu dieser Zeit gehörte, und außer flüchtigen Küssen ist bis zu unserer Hochzeitsnacht zwischen uns nichts vorgefallen.*

Das erste Mal. Die Ehe wird im Dunkeln vollzogen und sehr hastig. Renate bleibt es nur als schmerzhaftes, entsetzlich schlimmes Erlebnis in Erinnerung. *Nicht wegen der Schmerzen, aber diese Flüssigkeit, die danach zwischen meinen Beinen herausfloß. Ich saß die halbe Nacht weinend auf dem Klobecken und hatte Angst, ins Bett zurückzugehen, weil ich dachte, daß Rudolf, mein Ehemann, es bemerken könnte. Und das durfte er doch nicht, weil ich glaubte, daß dies der Beweis meines sündigen, schmutzigen Treibens von einst war. Mein Gott, was hat man mit uns damals angestellt.*

Renate ist froh, daß ihr Mann nicht fragt und nichts gemerkt hat. Daß sie keinerlei schönes Gefühl dabei empfindet, mit ihm zu schlafen – gar nichts von dem empfindet, was ihre eigenen Finger in ihr hervorgerufen hatten, wundert sie nicht einmal. *Das war sündiges Treiben und der Verkehr mit meinem Mann eheliche, von Gott gesegnete Pflicht.* Stillhalten und hoffen, ein Kind zu bekommen, damit alle zufrieden sind und *ich beweisen konnte, daß mit mir alles stimmt, damit niemand Verdacht schöpft.*

Ihr erstes Kind kommt ein Jahr nach der Hochzeit zur Welt. Ein Junge. Rudolf ist glücklich, hat den ersehnten Stammhalter und läßt seine Frau erst einmal in Ruhe. Sexuell läuft nichts. Renate stillt ihren Sohn und hat seit ihrer Pubertät zum ersten Mal wieder sexuelle Gefühle. *Wenn das Baby an meinen Brustwarzen saugte, wurde mir fast schwindelig.* Ein beunruhigendes Gefühl. Diesmal läßt Renate es zu. Denn es kann ja nicht sündig sein, seinem eigenen Kind die Brust zu geben. Das ist von Gott gewollt, von ihrer Mutter und der restlichen Welt akzeptiert. Sie genießt es auch, wenn ihre Brustwarzen, durch das Stillen aufgerichtet, gegen die Spitzen ihres Büstenhalters drücken.

Im Bett mit Rudolf bleibt alles beim alten. Licht aus, kaum eine Minute, die er sich in ihr auf und ab bewegt, dann wieder die klebrige Flüssigkeit. Die macht Renate keine angst mehr. Sie hat schließlich einen Sohn geboren, also muß ihr vergeben worden sein, von wem auch immer. Und Rudolf hatte sie, seit sie den Stammhalter geboren hatte, als vollwertig akzeptiert. Zwei Jahre später kam ihr zweiter Sohn zur Welt. Danach spielte sich nicht mehr viel ab im ehelichen Schlafzimmer. Renate lebte das Leben einer Mutter und Hausfrau. Sie war glücklich. Wie hätte sie es auch nicht sein können – schließlich hatte sie einen Mann, der für sie sorgte, und zwei gesunde Kinder, eine Wohnung im nicht eben schlechtesten Viertel der Stadt. Was wollte sie mehr?

Doch dann kamen die sechziger Jahre und mit ihnen die sexuelle Revolution. Das Thema Sex wurde öffentlich. Vom Ende aller Tabus war die Rede, vom Recht eines jeden Menschen auf Lust und Befriedigung, soviel er nur kriegen konnte. An Renate rauschte das alles vorbei – wie die Nachrichten aus einer fernen, für sie nicht relevanten Welt und Zeit. Aber sie registrierte schon die Bilder, die in Zeitschriften und Zeitungen auftauchten, und die offenherzigen und provokativen Kleider, die immer mehr junge Frauen auf den Straßen trugen.

Und dann verunglückte ihr Mann bei der Arbeit, nach zehn Jahren Ehe. Er war tot. Da stand sie nun. In Trauer, weil das von ihr erwartet wurde. In Wahrheit aber ist sie mehr besorgt darüber, wie ihr Leben und das der Kinder nun weiter verlaufen soll. Die Witwenrente ist karg, und sie weiß nicht, wie sie die Wohnung halten soll. Und überhaupt hatte sie auf einmal das unbestimmte Gefühl, daß mit Rudolfs Tod die Zeit für Veränderungen gekommen war. Da kam ihr das Angebot eines Cousins gerade recht, der ihr anbot, in seinem Ausstattungsgeschäft in einer weiter entfernten Stadt mitzuarbeiten. Für die Kinder gab es dort Kindergartenplätze, und eine Schule war auch in der Nähe. Die Wohnung über dem Laden konnte sie gleich beziehen.

Eine andere Welt. Großstadt. Freiheit. Die 68er sind in vollem Gange. Erst fühlte sich Renate überfordert von all dem Neuen und Unbekannten, dann herausgefordert. Sie wollte dazugehören, eine moderne, selbstbewußte Frau werden. Sie spürte immer stärker, daß in ihrem Leben etwas gefehlt hatte: das Glück, in jeder Hinsicht, und Gefühle an und für sich.

Ihr Cousin verführte sie im Lager hinter dem Laden. Die Entschiedenheit, mit der er ihre Bluse aufknöpfte und dann an ihren Brüsten saugte, ließ ihr keine Zeit für moralische Skrupel und Entrüstung. Außerdem schienen die Moralvorstellungen, an die sie jahrelang geglaubt und unter denen sie gelitten hatte, in dieser neuen Welt nicht zu gelten. Sie spürte das Kribbeln wieder, wie damals beim Stillen der Kinder, und der Cousin streifte ihr den Rock hoch und die Strümpfe herunter und schließlich auch die Unterwäsche. Und dann waren seine Hände an dieser Stelle zwischen ihren Beinen. Es war das erste Mal, daß fremde, männliche Hände sie da berührten. Renate wußte nicht, wie ihr geschah, sie spürte nur die Unruhe wieder, das Drängen, und ihr Herz schlug schneller. »Schön feucht bist du«, sagte der Cousin, und Renate wäre vor Scham fast im Boden versunken, doch da sprach er schon weiter: »Du bist umwerfend, so feucht, du bist toll.«

Und Renate verstand gar nichts mehr, aber das wollte sie in diesem Augenblick auch gar nicht. Sie lag nur da, auf einem abgewetzten Polster im Lager des Ladens ihres Cousins, mit gespreizten Beinen, und wünschte sich, daß diese Gefühle aufhörten – oder eben gerade nicht. Da hörte ihr Cousin tatsächlich auf, zog die Hände weg und öffnete blitzschnell den Reißverschluß seiner Hose.

Zum ersten Mal sah Renate bei Tageslicht das angeschwollene Glied eines Mannes. Er drang in sie ein, und seine Stöße waren härter und kraftvoller, als die von Rudolf es je waren. Die Gefühle, die sie mitreißen, sind schön. Und sie hielten an – lange. Aber er sah sie an dabei, was Renate verlegen machte.

Dann schloß er die Augen und schrie: »Jetzt spritz' ich in dich rein, paß nur auf, jetzt spritz' ich in dich rein, ja, ja.« Jetzt begriff Renate endlich, woher die »klebrige« Flüssigkeit gekommen war, und schüttelte im stillen den Kopf über sich selbst. Wieso hatte sie fast dreißig Jahre alt werden müssen, um das herauszufinden?

Das war meine Aufklärung, erinnert sie sich heute lächelnd. *Ich blieb vier Jahre bei meinem Cousin, und wir haben es oft miteinander getrieben. Einen Orgasmus hatte ich dabei nie, aber als sonderlich schlimm habe ich das nie empfunden. Er lernte dann eine andere Frau kennen, sie heirateten, und ich mußte ausziehen. Die nächsten Jahre waren hart, ich mußte arbeiten, für die Betreuung der Kinder sorgen, und hatte keine Zeit für Männer, keinen Platz für sexuelle Gelüste.*

Mit vierzig Jahren ist Renate am Ende ihrer Kräfte. Sie fährt zur Kur, die Kinder sind bereits in der Lehre und selbständig geworden.

Ich schlief die meiste Zeit, mußte mich erst einmal mit dem Gefühl vertraut machen, Zeit zu haben für mich. Ich ging viel spazieren, und der Badearzt verschrieb mir Entspannungsbäder im Kurmittelhaus.

Jeden Tag saß Renate in einer der großen Wannen. *Ich war ganz allein, und aus einem Lautsprecher ertönte ruhige klassische Musik. Es war sehr wohltuend, in dem warmen*

Wasser zu liegen. Am dritten Tag fiel Renates Blick auf den Schwamm, der neben der Wanne lag. Und dann kam die Erinnerung. An das freitägliche Bad in ihrem Elternhaus. An den rauhen Schwamm, den ihre Mutter benutzte, und an das Gefühl, das sie erfaßte, wenn dieser Schwamm zwischen ihren Beinen auf und ab fuhr.

Ich dachte nicht nach, ich nahm einfach den Schwamm und rieb. Ich war völlig losgelöst. Es war niemand da, der mich hätte stören können, keine Pflicht, die wartete. Es gab keinen Grund, es nicht zu tun. Ich überwand diesmal sogar die Angstschwelle, auf die ich stieß – kurz vorher, als das Drängen immer stärker wurde, mich zu überschwemmen drohte. Und dann hatte ich einen wahnsinnigen Orgasmus. Ich wußte, daß es ein Orgasmus war. Ich hatte inzwischen auch schon einiges gelesen. Es war Anfang der achtziger Jahre, und die Frauenbewegung war in vollem Schwange. Ich war körperlich überwältigt – und doch: Danach fühlte ich mich schuldig. Ja, ich schämte mich, spürte die Blicke der Kurhausangestellten und glaubte, daß jeder sofort sehen müßte, was ich in der Wanne getrieben hatte.

Nachts, in meinem Zimmer tat ich es wieder. Unter der Decke und im Dunkeln und diesmal mit den Fingern. Wieder war da das körperlich überwältigende Gefühl und auch die Scham danach.

Das ist bis heute so geblieben. Lächerlich, nicht wahr? Da bin ich, eine Frau von über fünfzig Jahren, habe in meinem Leben gewiß genug geleistet, bewiesen, daß ich ein Mensch bin, auf den man sich verlassen kann, der für sich selbst sorgen kann. Ich weiß ganz genau – so aufgeklärt bin ich heute immerhin –, daß ich ein Recht auf sexuelle Befriedigung habe. Und da ich keinen Partner habe, liegt es doch nahe, mich selbst zu befriedigen. Ich würde jedem jungen Mädchen raten, tu es. Probier es aus, es tut dir gut, es macht dich sicher in deinem Verhältnis zu deinem Körper und zu dir selbst und gibt dir damit auch Sicherheit für eine Beziehung zu einem Mann. Ich könnte Vorträge darüber halten, wie schön es ist, wie natürlich und richtig. Und ich tu' es ja auch. Und doch: Da bleibt immer dieses Gefühl von Schuld, von Schlechtigkeit, Verdorbenheit. Und immer wasche ich mir die Hände danach und meinen Körper sowieso. Und ganz besonders gründlich die Stelle zwischen meinen Beinen. »Schmutz«. Das sitzt so tief. Das krieg' ich wohl nie mehr weg.

3. KAPITEL

Weibliche Erotik und die Entdeckung der ersten Lust

Die weibliche Erotik beschäftigte zu allen Zeiten die Sexualwissenschaftler. Dabei kamen sie bei ihren Untersuchungen zu sehr unterschiedlichen Ergebnissen. Havelock Ellis beispielsweise wies auf die Klitoris als Lustzentrum der Frau hin und bewies, daß die weibliche Selbstbefriedigung seit Urzeiten üblich war.

Sigmund Freud verdanken wir die Erkenntnis, daß die Frau sowohl zum klitoralen wie auch zum vaginalen Orgasmus fähig ist.

Alfred Charles Kinsey erklärte gar die rigide Unterdrückung der weiblichen Masturbation zum Hauptgrund der häufigen sexuellen Unlust der Frauen.

Alexander Lowen schließlich, der sich mit der Entdeckung der sexuellen Lust im allgemeinen befaßte, erklärt den vaginalen Orgasmus zum einzig wahren.

Aber der Reihe nach ...

Havelock Ellis, (1850–1939) lenkte seit 1890 das Augenmerk auf die Rolle der Klitoris hinsichtlich der sexuellen Reaktionsmöglichkeiten der Frau. Er fand beispielsweise heraus, daß die Frau im Gegensatz zum Mann zu einer Reihe von Orgasmen fähig ist. Vor allen Dingen aber räumte Ellis mit den Vorurteilen hinsichtlich der

Masturbation auf. Zu seiner Zeit war die Selbstbefriedigung noch als Übel der Menschheit verschrien. Um sie zu entdramatisieren, zeigte er ihre Häufigkeit und allgemeine Verbreitung auf, verwies auf das Verhalten von Tieren, etwa Pferden oder Hirschen, die sich an Baumstämmen oder Sträuchern rieben, bis eine Ejakulation erreicht war, falls sie keine Partnerin finden konnten. »Die menschliche Gattung«, so Ellis, »macht keine Ausnahme.«

Als die Spanier zum ersten Mal auf den Philippinen landeten, fanden sie dort die allgemein verbreitete Masturbation vor und sahen Frauen, die sich künstlicher Penisse bedienten. »Alle Kulturen«, so Ellis, »kannten den Gebrauch künstlicher Penisse. Die Frauen aus Lesbos verwendeten Geräte aus Elfenbein oder Gold, die Frauen aus Milet einen Penis aus Kupfer, und im Sienna des 16. Jahrhunderts war es ein mit Wasser gefülltes Glasgefäß, das der Lusterfüllung der Frauen dienlich war. Das französische Instrument war aus rotem Kautschuk und konnte warme Milch oder jede andere Flüssigkeit ausspritzen. Der höchste Grad an technischer Perfektion ist wohl aber den Japanern gelungen, die sich zweier hohler Kugeln bedienten, in denen ein wenig Quecksilber zirkulierte.«

Ellis lieferte auch eine Bestandsaufnahme der Modalitäten des Auto-Erotismus. Das war zum Beispiel das Schaukeln, die Zuhilfenahme einer Nähmaschine, eines Fahrrades oder Pferdes – alles Methoden, derer sich Frauen bedienten, um ihre Erregung zu steigern. Auch das Aneinanderreiben der Schenkel beobachtete er vermehrt. Er beschrieb ebenfalls äußerst scharfsinnig die Bedeutung erotischer Phantasien bei der einsamen Lust.

»Jedes Individuum«, erklärt er, »hat dabei seinen persönlichen Traum, der variiert und sich entwickelt. Diese Traumvorstellung kann auf einem realen Erlebnis beruhen, kann Elemente der Perversion enthalten, selbst wenn diese im wirklichen Leben nicht zum Ausdruck kommen *(sollen).*«

Durch solcherlei Worte und viele Erklärungen gelang es Ellis, die Masturbation zu banalisieren. Denn indem er ständig die allgemeine Verbreitung unterstrich, verharmloste er das Geschehen.

Ellis wies des weiteren auf Untersuchungen hin, die belegten, daß 95 Prozent aller männlichen Jugendlichen masturbierten. »Insofern hier eine Anomalie existierte, wäre sie also auf der Seite der Nicht-Praktizierenden zu suchen.« Auch warnte er Erzieher vor Bestrafungen bei Masturbation, wie sie lange üblich gewesen waren, weil sie, so Ellis, damit nur riskieren würden, eine kindliche Persönlichkeit mitten in der Entwicklung aus dem Gleichgewicht zu bringen.

»Diejenigen«, so Ellis, »die diese Dinge als Sünde betrachten, machen daraus Sünden.«

Als einer der wenigen seiner Zeit proklamierte Ellis die Unschädlichkeit der Masturbation. Im Gegensatz zur damals herrschenden Meinung zeigte er, daß die Onanie nicht »Schicksal der Versager« ist.

»Rousseau beschreibt bewundernswert, wie seine Vorstellungskraft ihre hauptsächliche Nahrung in der Masturbation fand, Gogol masturbierte maßlos, und man behauptet, daß die träumerische Melancholie seines Charakters einer der Faktoren seines Erfolges als Romancier war. Goethe, sagt man, masturbierte zeitweise exzessiv ... Man muß also sehen, daß die Selbstbefriedigung nicht als eine Art von Wahnsinn betrachtet werden kann *(damals üblich)* und auch nicht als eine Form der Verarmung, sondern als eines der unvermeidlichen Produkte des mächtigen Prozesses, auf dem alles lebendige Sein beruht.«

Das Werk von Ellis hat Früchte getragen. Er erkannte und vertrat die Masturbation als Entwicklungsschritt eines jeden Heranwachsenden und den entscheidenden Einfluß der Kindheit auf die sexuelle Orientierung des Erwachsenen.

Sigmund Freud (1856–1939) führte diesbezüglich zu Anfang unseres Jahrhunderts ein fundamentales Konzept ein. »Die sexuelle Lust existiert von Geburt an.« Mit seiner Erkenntnis über die zwei Orgasmen der Frau, nämlich den klitoralen und auch vaginalen, stieß er jedoch auf Zweifel und Kritik.

Nach dem zweiten Weltkrieg überraschte Alfred C. Kinsey die Welt in aller Ausführlichkeit mit seinen Erkenntnissen: »Eine große Zahl von Frauen empfindet keine sexuelle Begierde oder gelangt, falls doch vorhanden, nicht zum Orgasmus. Fünfzig Prozent der männlichen Amerikaner masturbieren in der Ehe wiederholt, obgleich sie in der Beziehung durchaus zur Befriedigung gelangen ... Aller Wahrscheinlichkeit nach«, so schrieb Kinsey, »können Frauen während des Verkehrs einen Orgasmus nach fünfzehn bis dreißig Sekunden erreichen, andere können sogar aufeinanderfolgende Orgasmen in Abständen von ein bis zwei Minuten erreichen. Bei der Masturbation erreicht die Frau den Orgasmus jedoch sehr viel häufiger als beim

Koitus.« Gleichzeitig erklärte der Sexualforscher die rigide Unterdrückung weiblicher Masturbation als Grund für die häufig auftretende weibliche sexuelle Unlust.

Ich masturbiere, seit ich denken kann

Selbstbefriedigung gehört für mich zum Leben, sagt Inka, 32. *Zumindest zu dem Leben, das ich führen will. Es soll ein erfülltes, ein unabhängiges Leben sein.*

Die Lust mit und an sich selbst hat für sie nichts, aber auch rein gar nichts mit »Ersatzbefriedigung« zu tun, wie das gängige Vorurteil noch immer lautet. Gerade dann, wenn es um die weibliche Lust mit sich selbst geht. Für Inka ist das die reine Bigotterie: *Es sind gerade die Männer, die sagen, eine Frau habe es wohl nötig, kriege wohl keinen Mann ab – oder nie genug –, wenn sie es mit sich selbst treiben müsse. Dabei übersehen sie leider, daß sie sich damit selbst ein Armutszeugnis ausstellen.*

Für Inka ist Masturbation eine »natürliche« Selbstverständlichkeit: *Ich esse schließlich auch allein, wenn ich Hunger habe, und warte nicht darauf, daß sich ein Begleiter für ein Dinner zu zweit findet. Das eine schließt das andere nicht aus.* Das weiß sie aus langjähriger Erfahrung – ein erfülltes Intimleben mit einem Partner muß noch lange nicht das Aus für die Selbstbefriedigung sein. Seit frühester Jugend hat Inka ein völlig unverkrampftes Verhältnis zu ihrem Körper, ihrer Lust und dem Sex an sich.

Ein Verdienst meiner Eltern, erklärt sie, *ich rechne ihnen das hoch an.* So hatte Inka ihrer Mutter im Alter von dreizehn Jahren auch ganz stolz von dem wilden Pochen und Zucken erzählt, das sie gespürt hatte, nachdem sie die Stelle zwischen ihren Beinen ein Weilchen massiert hatte. Und die Mutter hatte gesagt: »Na toll, jetzt weißt du, wie es geht.«

Ihre Lust mit und an sich selbst trieb sie alsbald zu immer neuen Variationen. *Ich zog zum Beispiel Gummihandschuhe an, weil sich meine Finger dann ganz anders – fremd – anfühlten, während ich mich streichelte.* Später probierte sie es mit dem Noppen-Massagehandschuh ihrer Eltern. Oder trieb es vor dem Spiegel: *Wahnsinnig aufregend, sich dabei zuzuschauen.* Sie ließ sich selbst immer länger zappeln, wurde einfallsreich ohne Grenzen, wenn es darum ging, sich selbst zu verführen. *Ich fing damit an, meine Brustwarzen zu kneten, den Bauch langsam und sanft herunterzustreicheln, dann meine Beine entlang – die Außenschenkel, die Innenschenkel, dann erst einmal wieder zurück zu den Brüsten ... Ich legte mir schöne Musik auf, machte die Vorhänge zu, steckte manchmal ein Räucherstäbchen an, was ich damals erotisch fand. Später besorgte ich mir einige von den Sexheftchen, die es am Kiosk gab, und hielt Ausschau nach animierenden Geschichten oder Bildern. Als Unding,* empfindet es Inka, *daß es auch heute noch kaum was Aufregendes oder Inspirierendes für Frauen gibt, während die Männer in vielerlei Hinsicht bedient werden.*

In den ersten Sexfilm schlich sich Inka mit knapp sechzehn. *Ich hatte mich geschminkt wie eine Irre und trug hochhackige Schuhe. Ich sah wahrscheinlich aus, als sei ich gerade von einem Karnevalsfest gekommen.*

Das Erlebnis Film fand sie spannend. *Auch wenn es wieder einmal nur darum ging, die männliche Phantasie anzuregen.*

Kurz nach dem ersten Film lernte sie auch ihren ersten Freund kennen. *Fünf Jahre älter, erfahren und sehr gut gebaut. Ich wußte gleich, durch ihn würde ich meine Jungfernschaft gern verlieren.*

Sie hat das Glück, das nur den allerwenigsten beschieden ist: Das »erste Mal« endet nicht mit einer Enttäuschung, sondern mit Befriedigung und Glück. *Der wußte ganz einfach Bescheid. Außerdem wollte er mir das erste Mal ganz besonders schön machen, das war so ein Ehrgeiz von ihm. Das ist ihm auch gelungen.*

In den späteren Jahren machte aber auch Inka oft die Erfahrung, *daß viele Männer stinkfaul sind oder einfach zu egoistisch, um sich den Bedürfnissen der Frauen zu stellen und sie zu befriedigen. Da geht's oft im Hauruckverfahren: Dreimal um die Brüste kreisen, dann viermal zwischen den Beinen auf und ab und rein mit ihm und in die eigene Lust. Vorspiel abgehakt. Ich bin da jedesmal total ausgeflippt. Wenn es einem Mann nur um seinen Spaß geht, dann soll er eben gleich eine Gummipuppe vögeln. Oder eines von den treuen Schäfchen, die ihm danach noch selig in die Augen schauen und sagen: »Ja, für mich war es auch schön, mein Liebster.«*

Inka bestand auf ihre Befriedigung und bekam sie auch. *Da ich meinen Körper und meine Vorlieben durch die lange Selbstbefriedigungspraxis kannte, war es auch nicht weiter schwierig, dem jeweiligen Partner zu sagen, was ich haben will. Die meisten waren überrascht und dankbar, daß ich das aussprach und sie bei mir so immerhin immer wußten, daß meine Lust echt und nicht gespielt war.*

Allein probierte Inka weiter aus, was ihrer Lust förderlich war. *Ich kaufte Vibratoren und Dildos in verschiedenen Größen, später sogenannte Liebeskugeln, die ich manchmal den ganzen Tag über trug. Ich habe meinen Partnern auch immer davon erzählt, und die fanden es aufregend. Meinem jetzigen Freund, mit dem ich seit drei Jahren zusammen bin, habe ich auch gezeigt, wie ich es mir selbst mache. Das hat ihn unheimlich angetörnt, mir zuzusehen und selbst nicht eingreifen zu können – und zu müssen –, war ein tolles Erlebnis für ihn. Ein anderes Mal sah ich zu, wie er sich einen runterholte. Er war der erste, der so etwas machte, und ich hab' ihn sehr bewundert deswegen. Es gehört schon ein großes Vertrauen dazu, sich dem anderen so zu zeigen.*

Ich finde Selbstbefriedigung in vielerlei Hinsicht gut und wichtig. Nicht nur, um den eigenen Körper kennenzulernen oder Spaß an der Lust mit sich selbst zu haben, sondern auch für den Sex mit einem Mann. Der reagiert einfach anders auf dich, wenn er weiß, daß du deinen Körper kennst, ihn wichtig nimmst und glückliche Erfahrungen mit ihm hast. Dann gibt er sich viel mehr Mühe. Klingt seltsam, ist aber so. Weiterhin kann ich mit mir selbst leichter Dinge ausprobieren, die ich dann, wenn sie Spaß machen, in die Zweierbeziehung einfließen lassen kann. Was mich ärgert, ist, daß es so wenig animierende Bilder, Texte oder Filme für die weibliche Lust gibt. Man muß sich nur mal den Blätterwald an den Kiosken anschauen: -zig nackte Brüste und geil dargebotene Weiberärsche, aber nichts Vergleichbares für Frauen. Eine einzige Zeitung ist bislang auf den Markt gekommen, die der weiblichen Luststeigerung dienen sollte. Allein der Anblick eines nackten Mannes törnt mich allerdings noch nicht an. Da sind, denke ich, subtilere Dinge gefragt. Phantasievolle Geschichten, spielerische Fotos, indirekter und nicht so platt wie die für Männer. Aber was soll's – in meinem Kopf stehen auch so genug interessante Bilder zur Verfügung.

Erste Lust – die Entdeckung der Sexualität

Wann entdeckt ein Kind die Lust? Wie wird diese Lust am eigenen Körper wahrgenommen, geweckt und bestätigt? Und wie entwickelt sie sich? Antworten auf diese Fragen gibt es zuhauf. Namhafte Psychologen und Wissenschaftler haben sie uns bereits gegeben. Was mich dabei und für dieses Buch interessierte, war – und ist – die Frage, inwieweit die sexuelle Entwicklung eines Menschen mit seinem späteren Verhältnis zur Selbstbefriedigung und zum sexuellen Erleben an sich in Zusammenhang steht. Der Autor und Psychotherapeut Alexander Lowen unterteilt die psychosexuelle Entwicklung des Individuums in drei Abschnitte: die prägenitale, die Latenz- und die genitale Periode. Diese Einstellung entspricht, so Lowen, den wichtigen biologischen Veränderungen, die während jeder dieser Perioden im Organismus eines Menschen stattfinden.

Die prägenitale Periode, so der Autor des Buches »Liebe und Orgasmus«, umfasse die Zeit von der Geburt bis etwa zum Alter von sechs Jahren. In diesem Alter tauchen die bleibenden Zähne auf, ein Ereignis, das man als das Ende dessen ansehen muß, was als Säuglingsalter gilt. Die prägenitale Periode ist im übrigen der Zeitraum, in dem sich die fortschreitende Integration der Körperbewegung und des Körpergefühls in zielgerichtete Aktivitäten vollzieht. Gleichzeitig werden die prägenitalen und libidinösen Impulse in ein einheitliches Lustbestreben integriert, das seinen Brennpunkt im genitalen Bereich hat.

»Wenn diese Stufe abgeschlossen ist«, so Alexander Lowen, »ist der genitale Primat etabliert, will meinen: der genitale Bereich hat dann alle anderen erogenen Bereiche des Körpers als Quelle erotischer Lust weitgehendst ersetzt. Am Ende dieser Periode«, so Lowen, »hat das Kind also sein Verlangen nach oraler Befriedigung aufgegeben, zum Beispiel das Verlangen nach der mütterlichen Brust, dem Schnuller oder Daumen.«

In der zweiten Hälfte der prägenitalen Phase wird sich das Kind nach Auffassung Lowens seines Genitalbereiches bewußt und erkennt, daß es durch Masturbation Lust erlangen kann. »Dies ist eine Zeit erheblicher masturbatorischer Betätigung, infantiler Sexualspiele mit anderen Kindern und sexueller Neugier.«

»Doch Masturbation«, so der Psychologe, »hat während dieses Stadiums nicht die Bedeutung der Erregungsabfuhr wie beim Erwachsenen.« Sie rufe vielmehr im ganzen Körper eine lustvolle Erregung sinnlicher Art hervor, meint er. Die masturbatorische Betätigung des kleinen Mädchens richte sich ferner nicht auf die Klitoris, die ein winziges Organ ist, sondern auf den gesamten Genitalbereich, einschließlich der Klitoris. Der kleine Junge berühre seinen Penis, mache aber keinen Versuch, ihn bis zum Höhepunkt zu streicheln.

Während dieser Periode, so Lowen, befriedigten die Eltern die fortentwickelten oralen Bedürfnisse des Kindes, zum Beispiel nach Nahrung, Geborgenheit, Zuneigung, Aufmerksamkeit. Alles das, sogenannte »narzißtische Zufuhren«, die für das Wachstum und die Entwicklung des Ichs und der Persönlichkeit so wichtig seien.

»Jede Entbehrung dergleichen fixiert das Kind darum auf die prägenitale oder orale Ebene. Die Persönlichkeit eines solchen Menschen ist dann durch Tendenzen gekennzeichnet, wie z. B. sich anklammern zu wollen und sich in Abhängigkeiten zu begeben.«

Nach Alexander Lowen erreicht das Bedürfnis nach Körperkontakt für diese Menschen schier existentielle Bedeutung.

Im prägenitalen Stadium gibt es, so der Psychologe, keinen funktionellen Unterschied zwischen männlich und weiblich. Im Verhalten des Mädchens oder des Jungen von fünf Jahren beispielsweise gibt es nur wenig, was auf sein Geschlecht hinweist, obgleich die meisten Psychiater und Psychoanalytiker heute glauben, über die Persönlichkeit eines Menschen sei im Alter von bis zu sechs Jahren bereits alles »entschieden«.

Die prägenitale Periode endet in einer psychischen Erscheinung, die man die ödipale Situation nennt. »Das Mädchen wird sich seiner Weiblichkeit bewußt und fühlt sich sexuell, nicht genital, von seinem Vater angezogen.« Das bedeutet, daß es die körperliche Nähe zu seinem Vater anders genießt als die Nähe zur Mutter. Der Junge hat in bezug auf seine Mutter ähnliche Empfindungen. »Im Hinblick darauf entwickelt das Mädchen gewisse Konkurrenzgefühle seiner Mutter gegenüber, und der Junge entwickelt in gewisser Weise die Vorstellung, er könne den Vater als Liebhaber seiner Mutter ersetzen.«

Nach neuesten Forschungen jedoch scheint es erwiesen, daß der Wunsch eines Mädchens, seinen Vater zu heiraten, nicht bedeutet, daß es sexuelle Beziehungen zu ihm haben will, sondern vielmehr das Gefühl haben will, gehalten und geliebt zu werden.

Vom Alter von sechs Jahren bis zur Pubertät durchläuft das Kind ein Stadium, das in der Sprache der Psychoanalyse als Latenz-Periode bezeichnet wird. Sie ist gekennzeichnet durch das Nachlassen von sexuellem Interesse und Gefühl, das in den vorangegangenen Jahren einen Gipfel erreicht hat. »Das Kind ist sich dann der Geschlechtsunterschiede bewußt, aber sein Hauptinteresse gilt jetzt der Erkenntnis der Rolle von Junge oder Mädchen, das Schwergewicht verlagert sich gleichsam auf die Gesamtpersönlichkeit. Der Grad dieser Latenz ist verschieden«, erklärt Alexander Lowen, »je nach Individuum, wo das ödipale Problem nicht gelöst worden ist, bleibt das Latenzphänomen gestört, weil sich das Bestreben des Heranwachsenden immer noch auf die sexuelle Fixierung auf den Vater bzw. die Mutter bezieht. Viele Kinder zeigen durchaus auch während der Latenz-Periode eine gewisse sexuelle Aktivität, wie zum Beispiel das Masturbieren, es ist aber vor allen Dingen eine Phase, in der das Individuum seine bewußte Identifikation mit seinem Körper entwickelt. Die dem Körperbild zugrunde liegenden Gefühle und Empfindungen liefern die somatische Grundlage für die Ausprägung der Persönlichkeit.«

Der dritte Abschnitt, der des sogenannten genitalen Stadiums, beschreibt die Adoleszenz, das späte Jugendalter und die sexuelle Reifung. »Beim Jungen geht dabei die Entwicklung in der gleichen Richtung weiter«, so

Alexander Lowen. »Die Empfindung in den Genitalien bekommt eine Dringlichkeit, die in der Erektion des Penis als äußere Kraft erlebt wird. Bei diesen frühen Erektionen streckt sich die Vorhaut, und die Eichel tritt hervor, die Masturbation aktiviert den Ejakulationsmechanismus.«

Beim Mädchen hingegen treten in der Pubertät ausgeprägte Veränderungen ein: Das Becken des Mädchens vergrößert sich unverhältnismäßig und kippt nach hinten, infolgedessen liegt die Vagina, die beim kleinen Mädchen wie der Penis vorne liegt, nun zwischen den Oberschenkeln.

»Von noch größerer Bedeutung ist allerdings die Richtungsänderung im Erregungsfluß«, so Alexander Lowen. »Anstatt wie beim Jungen nach außen zu fließen, wendet sie sich nach innen, entlang den Wänden der Vagina. Dieser Richtungswechsel«, so der Psychologe, »dient der Funktion der reifen Sexualität und Fortpflanzung und sorgt für eine Zunahme der genitalen Gefühle tief in der Vagina.«

Diese Entwicklung erklärt auch die sogenannte Übertragung der Erregung von der Klitoris auf die Vagina.

»In Wirklichkeit«, schreibt Lowen, »findet zwar gar keine Übertragung statt, denn die Klitoris behält ja auch bei der reifen Frau ihre Empfindlichkeit, ihre Bedeutung kann sich allerdings angesichts der stärkeren und intensiveren Empfindungen, die die Vagina erfüllen, dabei abschwächen.«

Eine der Schwierigkeiten, die Sexualforschern das Verstehen dieser Entwicklung der weiblichen Sexualität erschwert, so meint Alexander Lowen in seinem Buch

»Liebe und Orgasmus«, entstamme der mechanischen Betrachtung der Sexualität.

Das Argument, in den Wänden der Vagina seien keine Nervenendungen und deshalb müsse sie gefühllos sein, sei ein Beispiel dafür.

»Berührungen jedoch sind ein sensuelles Phänomen, es wird nur dann sexuell, wenn Erregung den ganzen Körper auf einer tieferen Ebene auflädt. Die Vagina ist nicht nur ein Organ, sie ist auch der Eingang zum Körper einer Frau, und nur durch selbige kann eine Frau auf den Mann reagieren. Sexualität«, erklärt Alexander Lowen, »ist in erster Linie eine Funktion von Bewegung und erst in zweiter Linie eine Funktion von erotischem Kontakt.«

Eine große Verunsicherung erlebte der Psychologe bei seinen Patientinnen, was deren Orgasmusfähigkeit anging. »Die orgastisch potente Frau, die bei all ihren Sexualerlebnissen sexuelle Befriedigung erfährt, ist selten«, meint Lowen. »Seit der sexuellen Revolution erkennen die Frauen zunehmend ihr Recht auf sexuelle Erfüllung und setzen sich aber gleichzeitig unter einen enormen Erfolgsdruck, denn im gleichen Maße, in dem das Wissen um die Funktion des Orgasmus in das moderne Bewußtsein eingedrungen ist, sind sich Frauen bewußt geworden, daß persönliche Erfüllung und sexuelle Erfüllung nicht voneinander zu trennen sind.«

Das Problem der orgastischen Potenz bei der Frau wird jedoch durch den Umstand kompliziert, daß Frauen sowohl durch Stimulierung der Klitoris wie auch durch eine Stimulierung der Vagina zum Orgasmus kommen können. Nach der Erfahrung des amerikanischen Psychologen besteht zwischen den beiden Formen des weiblichen Orgasmus ein wichtiger Unterschied: der vaginale Orgasmus wird in der Tiefe des Körpers erlebt, der klitorale ist auf die Oberfläche beschränkt. Nach Aussagen der meisten Frauen, wie er sie versteht, habe es den Anschein, als rufe nur der vaginale Orgasmus die Gefühle des Erfülltseins und der vollständigen Entspannung und Befriedigung hervor. Alexander Lowen rät den Frauen deshalb davon ab, Selbstbefriedigung als möglichen Ersatz für die Befriedigung durch den Geschlechtsakt zu betreiben.

»Der vaginale Orgasmus unterscheidet sich außerdem vom klitoralen dadurch, daß er eine Liebesreaktion des ganzen Körpers ist.«

Muß also jede Frau, die durch Selbstbefriedigung oder in einer lesbischen Beziehung zum klitoralen Orgasmus kommt, diese Befriedigung als defizitär empfinden, weil ihr der vaginale Orgasmus schließlich allein in der sexuellen Begegnung mit einem Mann möglich wird?

»Nicht zwangsläufig«, beruhigt die Psychologin Annegret Derster, »durch die Verwendung eines Dildos etwa, den die Frau in ihre Vagina einführt, kann sie durchaus einen vaginalen Orgasmus erleben. Im übrigen schließe ich mich der Auffassung Herrn Lowens an: Der vaginale Orgasmus ist nicht auf das technische Know-how, wie reize ich die Vagina, zu beschränken, sondern ein umfassendes Sinnerlebnis. Für die Selbstbefriedigung oder auch das erotische Zusammensein von lesbischen Frauen heißt das: Je weniger eine Konzentration auf die Klitoris erfolgt, je mehr die sexuelle Stimulation auf andere Körperteile, aber auch Sinne des Menschen ausgedehnt wird, desto wahrscheinlicher erreicht die Frau einen vaginalen Orgasmus.«

Mit mir ist die Lust am schönsten

»Sex ist für mich wichtig«, sagt Petra, 38, »vielleicht sogar das Wichtigste überhaupt. Es gibt jedenfalls kaum etwas, das diesem Gefühl, dieser Erfüllung gleichkommen würde. Und gerade weil er für mich so bedeutsam ist, sage ich heute: Sex mit mir ist der beste.«

Petra weiß, wovon sie spricht. Sie hat alles, oder sagen wir, fast alles ausprobiert. Sex mit Männern in nur allen erdenklichen Stellungen und Variationen. Französisch, Griechisch, Englisch – sie kennt sich aus.

»Das waren alles ganz tolle Erfahrungen, keine Frage.« Petra hat es auch mit Frauen probiert. »Ein unglaubliches Erlebnis, aber mehr der Erfahrung wegen, einen anderen weiblichen Körper zu berühren.« Sie hatte mehrere flotte Dreier, die ihr »nichts aufregend Neues« brachten. Sie versuchte sich als Sklavin und danach als Domina. Sie war zweimal verheiratet und sehr schnell wieder geschieden. Heute lebt sie allein. »Ganz bewußt und sehr glücklich.« Sie arbeitet selbständig als Grafikerin, und in ihr Bett und an ihren Körper kommt nur sie selbst. Das klingt autistisch, irgendwie beängstigend, vielleicht sogar krank, auf jeden Fall sehr einsam.

»Mag sein«, räumt sie ein, »aber bleiben wir beim Thema Sex: Warum mühsam einem anderen verständlich machen oder ihn gar darum bitten, etwas so zu tun, was ich alleine ohnehin am besten kann. Und das ohne Einschränkungen, ohne an den anderen zu denken, ohne Wenn und Aber und zu jeder Zeit?«

»Ich bin eben eine wirkliche Emanze«, sagt Petra, »obwohl ich das Wort hasse. Ich wollte auch nie irgendeiner Gruppierung zugehörig sein. Ich bin ich. Und ich bin glücklich mit mir. Ich lebe auch nicht so unachtsam mit mir selbst wie so viele weibliche Singles, die nur darauf warten, daß irgendein Mann als schwarzer Ritter daherkommt und sie aus ihrer schmerzlichen Einsamkeit erlöst. Ich mach's mir schön. Ich sorge für mich. Ich koche mir tolle Sachen, decke mir liebevoll den Tisch, zelebriere ein Dinner mit Kerzen und Musik für mich allein. Beim Sex ist das nicht anders. Ich verführe mich. Mit Wein, schöner Musik, gedämpftem Licht, zarten Dessous. Ich tanze vor dem Spiegel, ziehe mich sehr langsam aus. Ich nehme ein Schaumbad, öle mich danach ein. Ich lasse mir unendlich viel Zeit. So viel Zeit, wie kein Mann je für mich hatte. Und da ist kein fremdes Gefühl, das sich zwischen meine eigenen drängt, keine fremde Lust, die nach einer ganz anderen Erfüllung schreit, als meine eigene es sein kann. Keine Ablenkung. Nur die völlige Konzentration auf das Wesentliche: auf meine Lust. Um keine Mißverständnisse aufkommen zu lassen: Wenn mir ein Mann gefällt, sag' ich natürlich nicht von vornherein ›nein‹. Aber ich erwarte eben nicht mehr, daß ein anderer, ein Mann, für mein Glück oder meine Befriedigung sorgen wird. Das habe ich lange, lange Jahre getan und wurde nur enttäuscht. Nicht nur, weil die Männer unfähig dazu waren, sondern auch, weil meine Erwartungen viel zu übersteigert waren. Die letzten drei Jahre mit mir allein waren die besten meines Lebens. Ich habe gelernt – und einfach war das nicht –, mir selbst zu genügen, für mein Glück zu sorgen.

Das klingt vielleicht egoistisch, aber ein gewisser Egoismus schadet da nicht und sollte gerade von Frauen mehr in Anspruch genommen werden. Ich habe es selbst erlebt. Auch ich bin in diese Weibchen-Falle getappt. Kaum daß ich mich mit einem Mann einließ, fing ich auch schon an, mich hintanzustellen und sein Glück, seine Befriedigung als das Allerwichtigste zu empfinden. Ich wollte gefallen. Um jeden Preis. Die Folgen waren Selbstverleugnung und Fremdbestimmtsein, einhergehend mit der schleichenden Verbitterung: Warum kümmert er sich nicht so um mich wie ich mich um ihn? Das habe ich mich mehr als einmal fragen müssen.

Also fing ich an zu fordern: ›Du, streichel mich doch auch mal, denk dir doch mal was Schönes für mich aus.‹

Aber mit diesen Forderungen war es eigentlich schon gelaufen. Das Glück, meine ich, war vorbei. Wenn etwas nicht von selbst kommt, die Liebe und Sorge nicht von ihm selbst ausgeht, der Wunsch, mich glücklich zu machen, mich glücklich zu sehen, nicht von ihm kommt, bedeutet das Besorgtsein nicht mehr viel.«

Am Anfang hatte Petra die Träume aller jungen Mädchen: Wenn der richtige Mann kommt, wird alles schön. Er wird mich auf Händen tragen, mich versorgen, umwerben, verführen und befriedigen. Seit sie fünfzehn Jahre alt war, war sie, ausgestattet mit dieser Illusion, auf der Suche gewesen. Die Enttäuschungen ließen nicht lange auf sich warten. Das »erste Mal«, hektisch und verkrampft, ließ nur ihren »Verführer« mit einem seligen Lächeln zurück. Die folgenden Liebhaber erwiesen sich als ebenso enttäuschend. Mit zweiundzwanzig Jahren kam die große Liebe – oder das, was Petra damals dafür hielt. Ein Kavalier der alten Schule. Zu jedem Rendezvous brachte er Blumen oder andere Geschenke mit, besuchte mit ihr teure Restaurants, hielt galant bei ihren Eltern um ihre Hand an. Und auch im Bett schien es ihm vor allen Dingen darum zu gehen, sie, seine Angebetete, glücklich zu machen. Petra schwebte auf Wolke sieben. Sie hatte es ja immer gewußt, wenn nur erst der Richtige kommen würde …

Der Richtige zeigte sein wahres Gesicht nach der Hochzeit. »Sein Ziel war erreicht, und damit waren, so glaubte er wohl, seine Bemühungen überflüssig geworden.«

Stumpfsinniger Ehealltag löste die phantasievolle Werbung ab.

Petra zog die Konsequenzen: »Nach einem Jahr waren wir geschieden.«

In den Monaten vor der Scheidung hatte sie sich zum ersten Mal selbst befriedigt. »Vorher hatte es natürlich schon ein paar Versuche gegeben, aber das war eigentlich nur Spielerei gewesen. Mal sehen, ob ich es kann und wie es sich anfühlt. Aber mit dreiundzwanzig, also nach meiner Scheidung, tat ich es ganz bewußt. Ich brauchte auch ein wenig Zuwendung, denn traurig war ich natürlich schon. Ich entdeckte die Sanftheit für mich, fand heraus, wie wichtig Details für mich waren, das ganze Drumherum. Meine Verführung und auch die Befriedigung muß facettenreich sein. Mir reicht nicht die Technik allein, zwei Finger auf den Kitzler und los geht's. Meine Sinne insgesamt müssen angesprochen werden. Mit einem Glas Sekt, verführerischem Duft, sanfter Musik, zärtlichen Händen und viel, viel Zeit.«

Auf der Akademie für Grafik und Design freundete sie sich kurz nach ihrer Scheidung mit einer Mitschülerin an, die lesbisch war. »Ich wußte von Anfang an, daß sie Lust auf mich hatte, aber zunächst war ich noch zu sehr mit meiner Scheidung beschäftigt gewesen, dann mit mir selbst und meinem neuen Leben. Aber eines Abends, nach einem Theaterbesuch, gingen wir noch in eine Bar, und es kam, wie es kommen mußte: Wir landeten bei ihr, in ihrem Bett. Ein schönes Erlebnis«, sagt Petra heute. »Eine Frau hat sehr viel mehr Einfühlungsvermögen als ein Mann. Sie ließ sich Zeit, streichelte mich überall, unendlich lang. Schön. Wirklich spannend war es allerdings für mich, ihren Körper zu berühren. Das war irgendwie mein eigener und doch ein fremder. Ihre Erregung war meiner eigenen so gleich, daß sie auch auf mich übersprang. Ein knappes halbes Jahr lang trafen wir uns regelmäßig, dann trennte ich mich von ihr. Nicht wegen des Sex, sondern weil sie Besitzansprüche stellte, die denen meines Mannes ähnelten. Sie war mißtrauisch, eifersüchtig, forderte Zeit und Zuwendung, meine ganze Person eben. Und die war ich zu jener Zeit nicht bereit zu geben. Im übrigen hatte ich durch sie zwar meistens zu meiner Befriedigung gefunden, doch das empfand ich keineswegs als besser oder schöner, als wenn ich es mir selbst besorgte. Und da konnte ich Befriedigung haben – ohne jeden Beziehungsstreß ...

Ich blieb ein weiteres Jahr allein. Ganz zufrieden mit meinem Leben und mit mir. Aber ich war noch immer auf der Suche. Ich hatte noch immer Illusionen: der Richtige. Es mußte ihn irgendwo geben. Das wahre Glück, es mußte irgendwann zu finden sein ...«

Es folgten Jahre der Suche, der Hoffnung und Enttäuschung. »Es ging ständig im Kreis herum oder auf und ab. Eine Achterbahnfahrt der Liebe, des Glücks und der Ernüchterung. Eine weitere Ehe, eine weitere Scheidung. Mit fünfunddreißig dann Torschlußpanik: Du mußt es jetzt finden, das große Glück. Lieben auf Teufel komm raus: Sex zu dritt, One-Night-Stands, Sex mit Ketten und Peitschen, mal drunter, mal drüber. Zurück blieb die Leere, die Angst, die Panik. Was bleibt überhaupt noch?

Vor drei Jahren habe ich begonnen, mich dieser Angst zu stellen und nicht mehr vor ihr wegzulaufen. Was bleibt, bin ich selbst. Und ich übernehme seitdem die Verantwortung für mich und mein Leben, mein Glück und für meine Befriedigung. Seitdem bin ich viel ruhiger, viel ausgeglichener und glücklicher. Ich brauche keinen Mann. Niemanden, der für meine Befriedigung sorgt. Falls doch mal einer des Weges kommt und es tut – schön. Wenn nicht, ist es nicht schlimm, ich bin auch so glücklich, sehr sogar. Seltsamerweise bekomme ich sehr viel mehr Angebote, seit ich das weiß und auch so lebe. Dieses Einssein mit mir wirkt wohl anziehend.«

Sexuelle Individuation

»Selbstbefriedigung kann wunderschön sein, ein Spiel mit sich selbst ohne Grenzen. Wer sich allein Glück und Befriedigung verschaffen kann, wem das Solo glückt, dem kann auch das Duett gelingen.«

Die Sexualpsychologin Susanna Jalka hält die Beschäftigung mit dem eigenen Körper, die Basis-Sexualität gleichsam, für die wichtigste Voraussetzung, um zu einer erfüllten Sexualität mit dem Partner zu gelangen.

In Therapieprogrammen zur »sexuellen Lustmaximierung« lehrt sie »sexuelle Individuation«, was soviel heißt wie »Selbstentfaltung durch sinnliche Wahrnehmung am und mit dem eigenen Körper«.

Das Programm gestaltet sich in drei Etappen. Die erste Etappe beginnt mit der Sinnesschärfung im allgemeinen. Nur sehen, will sagen, der ganze Körper wird zum Auge. Nur Hören, alle Nervenfasern auf Empfang. Nur riechen, Gerüche einströmen lassen, und zwar nicht nur durch die Nase.

In der zweiten Etappe begeben sich die Lehrgangsteilnehmer auf die Suche nach dem eigenen Körper. Sie erfassen, wie er sich anfühlt. Weiter steht auf dem Programm festzustellen, wie er riecht und schmeckt. Dazu kommt eine Aufgabe, die für viele ein Schock ist. Sie sollen mindestens eine Viertelstunde mit sich, das heißt ihrem Körper, vor einem großen Spiegel verbringen. Und das jeden Tag – und nackt. Genau hinzusehen, ist für viele mit einer gewissen Überwindung verbunden, weiß Susanna Jalka. Besonders schwierig wird es dann, wenn es um die weniger geliebten Körperstellen geht. Aber auch die sollen angesehen, berührt, massiert und gestreichelt werden. Man soll lernen, sie zu akzeptieren, sie sogar zu lieben. »Die Liebe macht schön«, erklärt die Therapeutin, »und die Liebe zu sich selbst und zu seinem Körper sowieso.«

In der dritten Phase geht's zur Sache. Da ist der Genitalbereich dran. Wieder vor dem Spiegel. Mit Hilfe der neugeschärften Sinne soll er gesehen, erfühlt, wahrgenommen werden, sollen all seine Vorzüge und Schwächen erkannt, soll den Gerüchen, den Schwellungen in all ihren Veränderungen nachgegangen werden. Da muß man sich berühren, sich streicheln und dabei herausfinden: Was ist aufregend, wodurch wird's noch aufregender?

So lernt man die Lust an sich selbst kennen – und zwar auf immer neue Weise. In der letzten, der dritten Etappe sollen auch alle Hemmungen über Bord geworfen werden. Erlaubt ist, was gefällt – was einem selbst gefällt.

Kein Hilfsmittel, das nicht zur Genußsteigerung eingesetzt werden darf. Der Zweck heiligt die Mittel. Wer die Erotik allein, ganz und gar ausschöpfen und genießen kann, erlebt Lust pur und wird freier und lustvoller für eine Erotik zu zweit, sagt die Therapeutin.

4. KAPITEL

Und manchmal verführe ich mich …

Geschichten phantasievoller Solo-Lust

Die folgenden drei Geschichten erzählen von Frauen, die die Solo-Lust als wichtigen Teil ihres Lebens begreifen und ihre Selbstverführung äußerst kunst- und phantasievoll inszenieren und betreiben.

»Heute ist es wieder soweit«

Die erste Erzählung stammt von Nadine, 35, verheiratet. Nadine lebt in einer kleinen Vorstadtsiedlung und ist oft allein, weil ihr Mann viel beruflich unterwegs ist.

Aber nicht nur dann genießt sie ihre Lust allein.

»Heute abend ist es wieder soweit. Ein Abend nur für mich. Für mich allein und für meine Lust. Torsten, mein Mann, lächelt beim Abschied. Ein flüchtiger Kuß auf die Wange. ›Muß los, der Flieger wartet nicht, ich ruf' dich an‹, dann ist er weg.

Sicher, mein Lieber, sage ich ins Dunkle der Nacht, die unser Vorstadthaus begraben hat. Rufe ruhig an, denke ich. Es wird dir keiner antworten, denn gleich werde ich das Telefon abstellen und die Rollos herunterlassen. Die Haustür habe ich bereits abgeschlossen. Dieser Abend gehört mir. Mir allein.

Die Vorfreude beschwingt mich. Ein Glas Sekt erst einmal, einfach so. Er schäumt, läuft über. Torsten schäumt bei solchen Gelegenheiten ebenfalls. Mir aber suggeriert es ein wohliges Gefühl von Luxus und Verschwendung, das ich sehr genießen kann. Musik muß her. Mozart? Nein, nicht schon wieder. Wagner? Zu dramatisch. Satie? Genau. Das paßt. Ich laufe, mit dem Sektglas in der Hand, die Treppe ins Obergeschoß hinauf. Eine kurze Treppe, eigentlich, aber in meiner Phantasie ist sie sehr viel länger, viel geschwungener, und das Haus, zu dem sie gehört, ist um ein Vielfaches größer. Mylady wünscht sich zurückzuziehen. Ich kichere. Der Sekt zeigt bereits seine Wirkung. Ein Bad. Heißes Wasser spritzt aus dem Hahn. Ich erfülle mir einen Kindheitstraum und mische bunte Badezusätze in rauhen Mengen in das Wasser. Der Schaum steigt beinahe einen Meter hoch aus der Wanne empor. So gefällt es mir. Satie klingt auch hier aus den Lautsprechern. Eine technische Raffinesse, auf die ich bestanden habe, damals, vor fünf Jahren, als Torsten und ich das Haus planten. Im Bad brauche ich Musik, sonst kann ich nicht entspannen.

Nackt. So stehe ich vor dem großen Spiegel im vernebelten Badezimmer. Schöne Frau, guten Abend. Ich proste mir zu, drehe mich im Kreis. Dann hinein in die wohltemperierte Badewanne. Ruhe, Entspannung. Ich.

Meine Hände wandern an meinem nassen Körper entlang, verhalten an den Brüsten. Die dunklen Brustwarzen ragen aus dem weißen Schaum empor wie Dornenspitzen. Ich reibe mein immer noch kaltes Sektglas daran, und sie versteifen sich augenblicklich. Ich schließe die Augen. Meine rechte Hand wandert weiter durch die Schaumlandschaften über meinen Bauch hin zu meinem mit krausen Haaren bedeckten Dreieck. Ich streiche behutsam darüber und recke mich mir entgegen. Mehr. Schneller, fester. Nein. Noch nicht ...

Ich lasse mir Zeit. Meine Hände wandern zurück zu meinen Brüsten. Mit der Zunge lecke ich am Sektglas. Alles ist Lust, alles ist Erotik. Der Sekt perlt über meine Lippen, meinen Hals hinunter. Wenn ich mich nur selbst küssen könnte, da, am Hals, im Nacken, an den Schultern ...

Später steige ich aus der Wanne, immer noch ragt der Schaum weit über den Wannenrand hinaus. Ich ziehe meinen langen seidenen Morgenrock über, streife mit dem Sektglas in der Hand, immer noch zu Saties Klängen, durch das Haus. Ich fühle mich wohl, bin entspannt und gleichzeitig ein wenig gespannt. Dann lasse ich mich in meinem Hobbyzimmer nieder, so nennt es jedenfalls Torsten. Ich selbst habe es das Mädchenzimmer getauft, weil ich es mit lauter Erinnerungsstücken und altem Trödel eingerichtet habe. Die alte Kommode aus meinem Elternhaus, das Gästebett aus geschnitztem Holz, der alte, reich verzierte Schrank, dazu gerüschte Vorhänge am kleinen Fenster, von dem aus man in den Garten schauen kann. Und dann der Spiegel! Ebenfalls alt, ebenfalls verziert, hat er zwei ausklappbare Seitenflügel. Natürlich habe ich nicht nur einmal damit ausprobiert, wie wunderbar ich mich darin von allen Seiten sehen kann, wenn ich auf dem Bett liege, das ihm gegenüber steht. Es kommt dabei einzig auf die Stellung der Seitenflügel an.

Mit flinker Hand rücke ich sie zurecht und lasse mich dann auf das Bett sinken. Als ich meine Beine aufstelle, gleitet der Morgenrock an meinen Schenkeln herunter.

Jetzt kann ich sie ganz genau im Spiegel erkennen. Und als ich die Beine spreize, sehe ich auch das Zentrum meiner weiblichen Lust in seiner ganzen Pracht. Ich fand die weiblichen Genitalien immer schön. Schon deshalb, weil sie in so vielen Schichten verborgen und geheimnisvoll versteckt liegen. Ganz anders als beim Mann, wo sich einem sofort alles entgegenstreckt, nicht wahr?

Meine Hände gleiten zu den Innenseiten meiner Schenkel. Mein Blick bleibt auf den Spiegel gerichtet, fast ist es, als ob fremde Hände mich berührten, während ich einen synchron laufenden Film verfolge. Schön lange Zeit lassen. Erst die Innenseite umkreisen. Sanft und doch nicht zu sanft, dann die Außenschenkel und dann erst mal zurück zu den Brüsten, wo sich die Warzen bereits steif aufgerichtet haben. Ein schönes Bild ist es – ich kann es nicht leugnen –, das sich mir in dem alten Spiegel bietet.

Lustvolle Momente später greife ich in das kleine Fach des Nachttisches neben dem Bett. Ein kleines Fellstück mit angenehm weichem und doch dichtem Pelz kommt zum Vorschein, ein wahrer Freudenspender, das habe ich schon mehrfach erfahren dürfen. Auch dieses Mal leistet er mir gute Dienste. Wie eine fremde Hand fühlt er sich an, eine Tigertatze beinahe schon, die sich behutsam ihren Weg bahnt über meine Brustwarzen, den Bauch hinunter und zwischen meine Beine. Innerhalb kürzester Zeit bin ich einer Explosion nahe. Ich beherrsche mich nur noch mühsam und verharre darum einen Augenblick in meinem Tun und genieße statt dessen den Anblick in dem alten Spiegel. Lustvolles Fleisch, den Blicken preisgegeben, errötet, geschwollen, erhitzt und feucht liegt da. Das pelzige Fellstück darüber wirkt in seltsamer Weise stimmig. Alles Menschliche ist verdrängt, nein, wirklich vergessen. In diesem Augenblick zählt nur der blanke Trieb, die tierische Lust, die bloße Befriedigung. Und die gönne ich mir wenig später. In rauschenden Wellen kommt mein Orgasmus, das Spiegelbild flackert vor meinen Augen, ein weißer Pelz vereint sich mit einem dunkleren, der sich ihm entgegenreckt. Lust und Erlösung, Gier und Befriedigung.

Danach ist alles still.

Unendlich und friedlich. Der seidene Morgenmantel vermag meinen erhitzten Leib nur mäßig zu kühlen. Der Sekt im Glas neben dem Bett schmeckt schal. Das kleine Fellstück ist nur noch ein kleiner Fetzen Pelz – und sonst gar nichts. Und ich bin eine müde Frau, stelle ich im gnadenlosen Licht des alten Spiegels fest, eine, die in ihr einsames Schlafzimmer läuft und sich nach ihrem Liebsten sehnt …«

Lust in vielen tausend Facetten

Die zweite Geschichte kommt von Angelina, 29, Single. Für sie ist jeder Tag ein besonders lustvoller Tag, jedes noch so alltägliche Geschehen Teil ihrer Verführung, und deshalb, so sagt sie, führt sie auch ein sehr aufregendes Leben …

»Selbstbefriedigung betreibe ich zuweilen. Selbsterregung betreibe ich eigentlich ständig. Schon die morgendliche Dusche gehört dazu: dieses Kribbeln unter dem harten, fast kalten Brausestrahl. Besonders an den Brustwarzen bleibt das als Reinigungsritual getarnte Lustspiel nicht ohne Folgen. Dann mit dem rauhen Waschlappen zwischen die Beine: Wenn ich etwas länger Zeit hätte …

Na gut. Anziehen vor dem Spiegel. Den knappen spitzenbesetzten Slip sehe ich gern an mir. Klasse, wie mein Hintern darunter hervorkommt. Wer würde da nicht gerne zugreifen? Dann der Büstenhalter. Von wegen Halter. Heber oder Quetscher wäre angebrachter. Meine eher spärliche Oberweite läßt danach jedenfalls keinerlei Wünsche mehr offen. Hauptsache, die Verpackung stimmt, nicht wahr?

Die Lippen male ich kirschrot an und küsse hernach den Glanz in ein Taschentuch. Schön. Das enge Kostüm schmiegt sich paßgenau an meine Konturen. Die wandelnde Verführung auf zwei Beinen, keine Frage. Ich genieße die Blicke der Männer und meine eigenen in den Schaufenstern, wann immer ich mich darin spiegele. Die Busfahrt ist ein Spaß für sich und von ganz besonderer Art. Die Beine schön zusammengepreßt, schließlich will ich ja nichts preisgeben, das unschicklich wäre. Und dann das Holpern der Räder über die unebene Straße. Ein Glück, daß ich nach vier Stationen bereits am Ziel bin, sonst könnte ich für nichts garantieren. Am Schreibtisch, dem Lusttöter Nummer eins, bleibt mir immerhin der Reiz meiner gespannten Bluse über meiner hochgequetschten Brust. Und die kühle Brise des Ventilators, der, richtig eingestellt, längst nicht nur Kühlung verheißt, sondern das genaue Gegenteil.

Unlängst habe ich übrigens meine Fußsohlen als erogene Zone entdeckt. Da ging ich im neuen Schwimmbad barfuß über genoppte Gummimatten, und es war, als wollten tausend Blitze durch meinen Körper fahren, ganz besonders an einer bestimmten Stelle. Nur ein schneller Kopfsprung in die chlorgebleichten blauen Fluten konnte da Abhilfe schaffen.

Beim einsamen Mahl in der Kantine ordne ich die verschiedenen Speisen in Rubriken: erotisch oder unerotisch. Die Pflaumen: erotisch, ganz ohne Frage. Die Tomate auch, die Banane, von der Form einmal abgesehen, eigentlich nicht. Fleisch an und für sich nicht, von der noch blutigen Leber einmal abgesehen.

Auf der Damentoilette registriere ich, wie weit meine Beine sich spreizen lassen und wie das salzig warme Naß sich perlend seinen Weg über kleine empfindliche Erhebungen bahnt. Danach tupfe ich – betont langsam – die restliche Feuchtigkeit mit Toilettenpapier ab. Schade, daß die Pause schon vorbei ist.

Kein Sitzplatz frei im Bus auf dem Weg nach Hause. Schade eigentlich. Im Stehen bringt es keinen Spaß. Wie also bringe ich mich dennoch gekonnt auf Touren? Ein Bad, das muß einfach sein, auch wenn ich es nicht so lange mag wie viele andere Frauen – ich werde schnell sehr müde davon. Allerdings ist es äußerst aufregend, danach nackt durch die Wohnung zu laufen. Bei voller Beleuchtung wohlgemerkt und offenen Gardinen, versteht sich. Schließlich sollen die männlichen Nachbarn auch etwas davon haben. Diese Vorstellung bringt mein Blut in Wallung. Alle starren mich an, davon bin ich felsenfest überzeugt. Ich setze mich mit gespreizten Beinen in meinen großen runden Korbsessel. Und schaue zum Fenster. Seht her, solange ihr wollt! Danach krabble ich auf allen vieren über den weichen Teppich. Eigentlich zunächst nur, weil ich unter der Kommode oder dem Sofa einen verlorenen Ohrring suchen will, dann, weil es irre Spaß macht. Mit hochgerecktem Hinterteil natürlich.

Immer noch nackt, trabe ich anschließend in die Küche. Sex geht durch den Magen, da bin ich ganz sicher. Jetzt ist zunächst Delikates angesagt. Krabben sind sehr erotisch, befinde ich und vervollständige sogleich meine Liste. Auch die Ananas dazu, unbedingt hocherotisch! Und Sekt. Sekt ganz ohne Frage. Allein der Anblick.

Dann brauche ich etwas Härteres. Telefonsex. Ich kichere albern. Der Sekt hat offenbar schon seine Wirkung getan, mich halbwegs enthemmt. Ich schlage in der Tageszeitung unter Kontakte nach. Die schnelle Nummer, ohne Vorspiel sofort zum Orgasmus. Die Nummer ist ewig lang, ich weiß, daß es ein Vermögen kostet und ein Riesenbetrug ist – und rufe trotzdem an. Ein Band erzählt etwas von den vielen geilen Männern, die alle geil auf mich sind, und nach einer Weile stöhnt ein Mann und sagt, wie heiß ich ihn mache und was er jetzt gleich alles mit mir machen werde. Ein Student wahrscheinlich, der sich sein Studium auf diese Weise finanziert. Aber egal, mich bringt's auf Touren. Er möchte meine Brüste kneten, an den Nippeln saugen, aha, nicht übel. Und meine Klitoris reiben. Tell me more, Baby …

Dann fängt das Band sehr bald von vorne an, und ich lege auf. Schnell den Fernseher auf einen Privatkanal einstellen, da könnte um diese Zeit schon ein Porno laufen. Fehlanzeige, ein Fußballspiel wird übertragen, und auf dem anderen quatscht ein abgehalfterter Showmaster über abgehalfterte Themen. Ich trete schwankend ans Fenster, mal sehen, welches Programm die Nachbarn zu bieten haben. Voyeurismus ist mein Ding, das gebe ich offen zu. Aber auch da nichts. Tote Hose heute.

Bleibt am Ende nur der Griff in die Schublade ganz unten im Wandschrank. Die mit dem Schlüssel, wo die Hardcore-Pornos versteckt liegen, falls meine Mutter mal überraschend kommt …

Den Ton stelle ich gleich ab, weil das übertriebene Gestöhne an Peinlichkeit wirklich nicht zu überbieten ist. Mir reicht der Anblick von nackten Frauen und Männern, die nichts auslassen, um meine Lust zu steigern. Mal vollführt seine Zunge einen wilden Tanz an ihrer Klitoris – da komme ich zum ersten Mal, mal steckt er ihr einen Finger oder zwei in ihre Muschi, da komme ich das zweite Mal, und wenn er sie gegen Ende von hinten nimmt und ihre Brüste dabei schaukeln, ist Nummer drei nicht fern.

Jahh, das war's. Schön war's. Für heute.«

Grenzenlose Lust

In den Departements de L'Ain in Frankreich diente die Brennessel zur Urtication. Mit den Blättern derselben, welche auf der Haut ein überaus heftiges Brennen verursachen, reiben sich die jungen Mädchen in der Nähe der Geschlechtsteile so lange, bis das Blut herauskommt. Diese ungewöhnliche Art der Masturbation ist dort sehr verbreitet …

»Als ich diesen Absatz vor fünf Jahren in einem Buch las«, erzählt Marita, 22, Studentin und derzeit ohne festen Partner, »war es um mich geschehen.«

Damals, mit knapp 17 Jahren, hatte sie zwar die ersten sexuellen Erfahrungen schon gemacht, »mit einem Gleichaltrigen, aber nicht sehr aufregend«, und auch einige Male onaniert, »einfach hin und her, bis ich zum Orgasmus kam«, aber dieser eine Absatz, den sie in einem Roman fand, stachelte ihre Phantasie ungemein an. »Mir wurde siedendheiß, und mein ganzer Körper spielte verrückt – ebenso wie meine Gedanken. Nicht, daß ich unbedingt Lust gekriegt hätte, mich mit Brennesseln zu reiben, bis ich blute, aber mir fielen unzählige andere Dinge ein, die ich dazu benutzen könnte, um meine Lust anzustacheln. Denn bis zu diesem Zeitpunkt hatte ich einfach immer nur abgewartet, was mein Liebhaber sich hatte einfallen lassen, und bei der Selbstbefriedigung hatte ich recht mechanisch an mir herumhantiert, bis der Zweck erfüllt war. Damit war Schluß! Und zwar endgültig.

Ich entwickelte mich, so kann man sagen, zu einer Meisterin meines Fachs. Alles, was meiner Lust dienlich sein konnte, habe ich in den vergangenen fünf Jahren ausprobiert. Ich besorgte mir Federn und Fellstücke, Massagehandschuhe, Gummihandschuhe, weiche und harte Bürsten, kühlende Cremes und solche, die das Fleisch erhitzen. Ich schaffte mir ein ganzes Sortiment verschiedener Vibratoren und Dildos an. Dazu noch ganz viele unterschiedliche Aufsätze. Seit zwei Jahren besitze ich zudem einen Videorecorder und eine Kamera. Ich liebe es, mich selbst aufzunehmen dabei. Zuvor hatte ich das nur mit einem Kassettenrecorder gekonnt, um später dann wenigstens hören zu können, wie sich meine Lust gesteigert hatte. Ganz wichtig sind auch die verschiedenen Stellungen und Unterlagen, habe ich erkannt. Manchmal knie ich mich hin und greife mir von hinten mit einem Vibrator zwischen die Beine, das gibt ein völlig anderes *feeling*, als wenn man auf dem Bett liegt. Oder ich sitze auf einem Holzstuhl und spreize die Beine, so weit es irgend geht. Oft benutze ich zusätzlich einen Spiegel, in dem ich im selben Moment schon sehen kann, was die Kamera aufnimmt. Das macht mich tierisch an. Ich brauche dann eigentlich keine weiteren Phantasien, um mich anzutreiben. Als weiteres erotisches Element habe ich Kleidung und Belüftung entdeckt. Und natürlich die Beleuchtung. Ich mache es mir auch selten nackt. Viel besser gefällt es mir, mich richtig geil zurechtzumachen und mich dann ganz langsam vor der Kamera auszuziehen. Das sieht später im Film auch toll aus. Oder ich ziehe mich wie eine

Hure an, trage unter einem kurzen Rock nur Strapse ohne Höschen oder eines mit Schlitz zwischen den Beinen.

Außerdem habe ich festgestellt, daß ich ungemein hitzig auf Temperaturen reagiere. Also mache ich es mir manchmal sehr heiß im Zimmer und stelle zusätzlich einen Ventilator an, der mir heiße Luft zwischen die Beine bläst. Oder manchmal sehr kalte. Des weiteren habe ich das Rotlicht für mich entdeckt. Es hat eine ganz besondere Wirkung. Wirklich, ich verliere dann endgültig alle Hemmungen. Die Kamera, die mitläuft, schafft eine gewisse Distanz zwischen meinem Treiben und meiner Person. Es ist so, als wäre ein neutrales Element zwischen mir und meiner Lust, eine übergeordnete Distanz gewissermaßen. Das erregt mich sehr. Und außerdem macht es mich gleich wieder an, wenn ich ›danach‹ im Film sehen kann, wie es mir gekommen ist.

Mittlerweile macht es mir auch Spaß, die Filme immer üppiger auszustatten, dem Ganzen eine Handlung zu geben. Das ist ein weiteres sehr erotisches Element. Ich sitze beispielsweise im Café und denke mir die Geschichte für den nächsten Abend aus. Eine richtige kleine Geschichte, zu der ich dann mental ein Drehbuch verfasse. Die spiele ich nach, wenn ich Lust dazu habe. Es ist sehr aufregend, wenn ich mich dann, obwohl ich vor lauter Lust fast platze, an die vorgeschriebene Handlung halten muß.

Natürlich zögere ich deshalb meine endgültige Befriedigung, den Orgasmus also, immer weiter hinaus. Ich hätte niemals für möglich gehalten, wieviel Spaß und Lust man sich selbst bereiten kann, wenn man allein ist mit sich.«

5. KAPITEL

Selbstbefriedigung – Chance oder Gefahr

Narzißmus der besonderen Art

Die einen lobpreisen die Masturbation als Fundament jeder befriedigenden Sexualität, andere sehen in ihr den sicheren Weg in eine immer größer werdende Bindungslosigkeit und Vereinsamung der Menschheit.

Aber in Wahrheit ist es wohl so, daß beides gilt. Alles hat zwei Seiten, und deshalb kommt es – wie immer – darauf an, die richtige Mischung zu finden.

Aber lassen wir zunächst den Skeptikern und Zweiflern das Wort.

»Unsere Zivilisation«, schreibt Gilbert Tordjman in »Liebe, Sex und Leidenschaft«, »ist eine narzißtische Kultur, die dazu neigt, den Individualismus vor der Kommunikation zu privilegieren.«

Und in der Tat scheint es heute immer mehr so, als ob die Befriedigung der eigenen Bedürfnisse bei den meisten Menschen an erster Stelle stünde – die des Partners interessieren nur insofern, als sie der eigenen Befriedigung dienlich sind. Durch Massenmedien abgestumpft, berühren uns die Tragödien und das Leid der anderen immer weniger: Für die meisten zählen allein ihr eigenes Wohlbefinden, ihre Hobbys und die Mittel, mit denen sie ihr Vergnügen verwirklichen können.

Selbstverwirklichung um jeden Preis: In rasender Geschwindigkeit soll die eigene Unabhängigkeit und Autonomie erreicht werden, denn sie bedeutet, endlich frei zu sein. Frei zu sein auch in dem Sinne, daß man den anderen für die Verwirklichung der eigenen Bedürfnisse nicht mehr braucht.

»Sich selbst so zu lieben, daß man auf die Liebe des anderen verzichten kann«, scheint zum Credo vieler Menschen geworden zu sein.

Unter solchen Voraussetzungen wird Liebe, Sexualität und Befriedigung allein zum Mittel zum Zweck, und die sexuelle Betätigung wird auf ein technisches Vergnügen reduziert, das keinerlei geistige und emotionale Grundlagen braucht.

»Der narzißtische Mensch erlebt jede Beziehung als eine Bedrohung«, schreibt Gilbert Tordjman, »er verweigert jegliche emotionalen Investitionen, die zur Liebe unweigerlich gehören. Von seinen flüchtigen Begegnungen erwartet er Dienstleistungen, vergleichbar denjenigen, die ein Kellner zu erbringen hat.«

»Die sexuelle Revolution«, so resümiert Tordjman in »Liebe, Sex und Leidenschaft«, »hat auch fragwürdige Resultate gezeigt, denn die Sexualität ist in unserer Gesellschaft zum Ablenkungsmittel geworden gegen die Langeweile.«

Auch Christopher Lasch zeigt sich in »Der Komplex des Narziß« endgültig der Illusion beraubt, daß Männer und Frauen heutzutage noch zu einer romantischen Beziehung fähig sind. »Die Männer und Frauen von heute«, schreibt er, »suchen nur noch die sexuelle Befriedigung und haben mehr Schwierigkeiten als früher, freundschaftliche Beziehungen oder Liebesbeziehungen herzustellen. Persönliche Beziehungen sind mehr zufällig geworden und damit austauschbar und am Ende verzichtbar.«

Selbstbefriedigung – das Ende der Heterosexualität?

Eine immense Zunahme von Bindungslosigkeit und Vereinsamung und einen immer stärkeren Hang zur Selbstbefriedigung beobachtete die Sexualforschung in letzter Zeit.

»Onanisierung« heißt das Schlagwort der Stunde, denn das menschliche Triebleben wird, nach den Untersuchungsergebnissen namhafter Forschungsinstitute, zunehmend autistisch befriedigt.

Am Ende dieses Jahrtausends, so glauben die Wissenschaftler, steht der Mensch einsamer und kontaktloser da denn je. Ängste und Seelenleiden treiben die Menschen zu Abertausenden in Therapien. 25 Prozent der Bevölkerung deutscher Großstädte, so die Angaben des Bonner Forschungsgutachtens bezüglich eines Psychotherapeutengesetzes, sind beziehungsgestört.

»Nur jedes zehnte Paar ist wirklich glücklich im Bett«, errechnete kürzlich die Gesellschaft für rationale Psychologie in München, und der Hamburger Soziologe Werner Habermehl kommt in seiner neuen Studie über das Sexualverhalten der Deutschen ebenfalls zu einem traurigen Ergebnis: Die sexuelle Zufriedenheit nimmt deutlich ab.

Nach Auffassung des Sexualforschers und Publizisten Ernst Bornemann ist gar ein generelles Sterben der Heterosexualität zu beobachten – Fazit seiner langjährigen Studien, die von der Volkskrankheit »Angst vor Nähe« bis hin zur zunehmenden Bindungsunfähigkeit der Menschen reichten.

Seine düstere Prophezeiung: Zum Ende dieses Jahrhunderts werden die Menschen weniger Geschlechtsverkehr haben als zu jeder anderen Zeit der Menschheitsgeschichte.

Und das alles, während die Medien uns allgegenwärtige Sexualität präsentieren, auch die letzten Tabus längst gefallen scheinen: Selbst die Bewerbung eines Spülmittels mutiert allmählich zum Minuten-Strip im Vorabendprogramm, ganz zu schweigen vom Pflicht-Erotik-Programm auf beinahe jedem Musik-Video unserer Tage.

Doch »die sexuelle Aktivität ist leider nur scheinbar«, weiß auch der Frankfurter Sexualforscher Volkmar Sigusch, »der Mensch versucht allem aus dem Wege zu gehen, was an ein ungehemmtes Triebleben erinnert, wie z. B. Spontaneität, Regellosigkeit, Hingabe und Ekstase.«

»Statt dessen«, befürchtet auch *Der Spiegel,* »scheint sich die Gesellschaft allmählich in einen Haufen masturbierender Monaden zu verwandeln.« Dies lassen jedenfalls Trendanalysen befürchten. Denn beinahe jede dritte Ehe in Deutschland zerbricht – im letzten Halbjahr stieg die Scheidungsquote erneut um 4,6 Prozent. Das heißt, zwölf Millionen Bürger leben als Single. Für den Berliner Soziologen Alexander Schuller ein deutliches Zeichen für die »Onanisierung der Sexualität«.

Mit der autistischen und partnerlosen Erotik versucht man derzeit in den USA bereits gewinnbringende Geschäfte zu machen: Computer-Spezialisten beispielsweise arbeiten auf Hochtouren, um den Vereinsamten technische Sinnesfreuden zukommen zu lassen. Es ist längst möglich, 3-D-Brillen, Tasthandschuhe und Ganzkörperanzüge mit Grafikcomputern zu koppeln und damit ein totales Eintauchen in die virtuelle Wirklichkeit zu erreichen, wußte das Nachrichtenmagazin *Der Spiegel* kürzlich zum Thema »Cybersex« zu berichten. Mit stereoskopischen Brillen bewaffnet, steigen die Betrachter in eine Welt grenzenloser Sinnestäuschung.

Die Frage, ob Techno-Sex nun verwerflich oder die ultimative Lösung allen Triebdrucks ist, wurde vor kurzem in *The New York Times* leidenschaftlich diskutiert, wobei man zu den möglichen Vorzügen bemerkte: »Techno-Erotik erlaubt Sex ohne die verzwickten Komplikationen mühsamer Pflichtkonversation, ohne ansteckende Krankheiten und ohne das leidige Frühstück danach.«

Auch das erste Fanmagazin ist bereits auf dem Markt. Unter dem Titel »Future Sex« verkündet die Herausgeberin: »Die höchste Form der Befriedigung ist der Datenfick.«

Hierzulande befindet sich die vereinsamte Gesellschaft noch auf einer Zwischenstufe: Die neue Volkssucht »Telefonsex« lockt derzeit mehr als 70 000 Anrufer täglich an die Strippe. Ohne langes Vorspiel erwarten onanierfreudige Herren feuchte Muschis, bei Dominas oder auch Sklavinnen, bei Mutter und Tochter. Die grenzenlosen Möglichkeiten des Telefonnetzes machen es möglich.

Es scheint, als könne sich der neuzeitliche Mensch nur noch in der Anonymität so richtig gehenlassen.

Eine ständige Zuwachsrate dürfen auch die Videoverleiher in Sachen Sex verzeichnen: 70 Millionen umlaufende Hardcore-Videos und dazu jährlich sieben Millionen Pornohefte beweisen, daß der Mensch sich auch allein, wenn nicht zum Glück, so doch zur Befriedigung verhelfen kann. Die einsame Verrichtung, bislang eine Domäne der Männer (immerhin geben 98 Prozent aller befragten Männer in Deutschland zu, regelmäßig zu onanieren), greift immer stärker auch beim weiblichen Geschlecht um sich.

»Die Frauen holen enorm auf«, bestätigt Götz Kokkott, Psychiater an der Universität in München, »72 Prozent aller jungen Studentinnen masturbieren.«

Umfragen unter 9000 Singles in den USA ergaben, daß sie im Schnitt nur einmal im Monat Geschlechtsverkehr haben. 63 Prozent hingegen betrieben mindestens dreimal in der Woche Selbstbefriedigung.

»Arbeitet die Evolution womöglich schon an einer neuen Spezies Mensch, die ihre Geschlechtsorgane nur mehr als Soloinstrument nutzt und die Befruchtung im Reagenzglas vollziehen läßt?« fragte sich das Nachrichten-Magazin *Der Spiegel* Ende letzten Jahres besorgt angesichts der neuesten Entwicklung. 34 Jahre nach der vermeintlichen sexuellen Befreiung steht jedenfalls fest: Die freie Liebe steht vor einem Scherbenhaufen. Der Rausch vom befreiten Eros ist endgültig verflogen.

Gunter Schmidt, Leiter der sexualmedizinischen Abteilung an der Uni-Klinik in Hamburg, hat jegliche Hoffnung aufgegeben: »Niemand ist glücklich«, resümiert er, »Liebe ist etwas Utopisches.«

Auch Ernst Bornemann ist desillusioniert: »Nicht Wilhelm Reich, der Apostel der sexuellen Befreiung, sondern Beate Uhse hat gesiegt.«

Die Unzufriedenheit, einhergehend mit einer immer größer werdenden Kontaktarmut, wächst auch bei der jungen Generation. Nach intensiven Diskussionen mit Hamburger Studenten gewann der Soziologe Habermehl den Eindruck: »An der Uni herrscht tote Hose.« Mehr als die Hälfte aller männlichen Uni-Absolventen habe noch nie einen Aufriß gewagt.

Gleich drei neue Studien aus Frankreich (mit 20 000 Befragten), England (19 000 Befragten) und Deutschland (14 000 Befragten), allesamt von den nationalen Aidszentren durchgeführt, bezeugen den traurigen Trend: Knapp 90 Prozent aller französischen Männer zwischen 18 und 69 Jahren lebten im letzten Jahr monogam oder enthaltsam. Bei den Frauen waren es sogar 95 Prozent. Selbst in der Gruppe der 25- bis 29jährigen war die Enthaltsamkeit hoch: Jede elfte Französin gab an, sie lebe derzeit ohne jegliche erotische Betätigung.

Nicht besser ist die sexuelle Situation der Briten: 27 Prozent der 16- bis 24jährigen gaben an, derzeit überhaupt keinen Sex zu haben, jede dritte Britin in der Altersgruppe der 25- bis 35jährigen hatte bislang nur einen einzigen Geschlechtspartner.

Auch für Deutschland bestätigte die Untersuchung nach Angabe von Meinrad Koch, Chef des Aidszentrums beim Bundesgesundheitsamt, diesen Trend. »Die Promiskuitätsrate der Deutschen ist sehr gering.«

Bemerkenswert sei, daß auch die jüngere Generation über keine großen sexuellen Erfahrungen verfüge.

Um die Lust der Bürger zu wecken, legen sich die Medienmacher immer mehr ins Zeug: Teresa Orlowski beispielsweise möchte via Satellit Hardcore-Filme in erkaltete deutsche Schlafzimmer senden. Umsonst. Nach dem gemeinsamen Betrachten von TV-Pornos, so fanden allerdings Demoskopen heraus, verbreitere sich die Kluft zwischen den Geschlechtern allenfalls noch.

Experten der psychosomatischen Klinik der Universität in Gießen kamen bei ihrem Rundblick durch Deutschlands Schlafzimmer zu einem ähnlich ernüchternden Ergebnis:

- Drei Viertel der befragten Frauen nahmen eine starke Abnahme des sexuellen Interesses bei ihrem Partner wahr.
- nur 12 Prozent der Ehepaare hielten Sexualität noch für »mittelwichtig« bis »wichtig«.
- Vier von zehn Paaren hatten den koitalen Verkehr gänzlich eingestellt.

Lust mit sich selbst – ein Zeichen für Opferbereitschaft?

Rita Christiansen leitet eine Beratungsstelle für Sexualfragen in Schleswig Holstein. Ihre Klientel besteht zu 95 Prozent aus Frauen. Sie arbeitet zusammen mit einer feministisch orientierten Psychotherapeutin, mit der sie auch regelmäßig Erfahrungen austauscht. Beim Thema Selbstbefriedigung geraten die beiden allerdings jedesmal in kontroverse Diskussionen. Beide haben durch ihre Arbeit die Erfahrung gemacht, daß das Thema weibliche Masturbation mit vielen Zweifeln, Unsicherheiten und Widersprüchen behaftet ist. Selbstbefriedigung – Chance oder Gefahr? Für die überzeugte Feministin und Psychotherapeutin Ruth Ambrosy ist es beides.

»In vielen Fällen möchte ich meinen Klientinnen die Selbstbefriedigung am liebsten verbieten. Das mag erstaunen, denn eigentlich sollte die feministische Aufforderung ja lauten: ›Selbst ist die Frau. Also besorg es dir selbst, besser als du kann es keiner.‹

Ich werde mit solchen Thesen auch tagtäglich konfrontiert und bin in 50 Prozent der Fälle nach einem ersten Gespräch erschüttert und – eben – gegenteiliger Meinung. Denn in diesen Fällen steckt keine auf eigener Erfahrung basierende Überzeugung hinter dem Ausspruch, sondern pure Resignation und, was noch schlimmer ist: Bequemlichkeit oder – noch einmal schlimmer – Opferbereitschaft.«

»Opferbereitschaft? Wem oder was gegenüber?« will ihre Kollegin Rita Christiansen wissen.

»Den Männern gegenüber, ihrem Schicksal gegenüber, ihren Bedürfnissen gegenüber. Nennen wir es, wie wir es wollen – es läuft dennoch auf das ewig gleiche Schema hinaus.«

»Ein Fallbeispiel bitte«, fordert Rita, »sonst versteht dich hier keiner.«

»Nehmen wir Sabine«, sagt Ruth Ambrosy. »Eine starke Frau, Mitte Dreißig, alleinerziehend. Diese Frau hat schlimme Situationen durchgestanden, Konflikte im Elternhaus ausgehalten, da kann ich nur bewundernd Beifall spenden. Mit nichts stand sie nach der Geburt ihres Sohnes da, aber sie hat sich durchgeboxt. Sorgt allein für das Kind, arbeitet in einer Buchhandlung, und abends studiert sie, sobald der Kleine schläft. Sie hat sich jahrelang fremdbestimmen lassen. Zuerst waren ihre Eltern da, die ihr sagten: ›So mußt du leben, das ziemt sich für ein Mädchen deines Alters, deines Standes.‹ Diesen ganzen Blödsinn mußte sie sich anhören! Später kamen die Schule, der Freundeskreis, und dann kamen die Männer. Was Sabine wirklich wollte, konnte sie so natürlich nicht herausfinden.«

»Das ist ja beileibe kein Einzelschicksal, sondern der normale Werdegang einer Frau, nein, eines Menschen«, wirft ihre Kollegin ein.

»Leider ja. Wobei in der männlichen Erziehung ein nicht geringer Anspruch auf Freiheit und Egoismus besteht. Aber lassen wir das. Zurück zu Sabine. Sie lebt heute selbstbewußt und – vor allen Dingen – selbstbestimmt. Das sagt sie auch selbst. Sie hat die Verantwortung für ihr Leben übernommen, und das tut ihr gut. Sie weiß auch um ihre sexuellen Bedürfnisse und kann es heute genießen, sich selbst zu befriedigen. Alles wunderbar. Friede, Freude, Eierkuchen, könnte man denken. Aber der Schein trügt!«

»Wieso denn das, in aller Welt?« erkundigt sich ihre Kollegin.

»Weil Sabine ihre Selbstbefriedigung nicht als freien Entschluß betreibt, nicht als Bereicherung oder Entscheidung, sondern als Notlösung, als Flucht, als Umweg ... Was sie nämlich eigentlich möchte, ist, ihren Anspruch auf eine ihr entsprechende sexuelle Befriedigung in der Begegnung mit einem Mann durchsetzen. Davor aber schreckt sie zurück, weil sie immer noch viel zu sehr fixiert ist auf das männliche Urteil. Das steckt viel zu tief in vielen Frauen drin. Diese Gedanken: Was hält er von mir, wenn ich es sage, tue, denke? Oder: Am Ende hält er mich für frigide ...

Also steckt Sabine lieber gleich zurück und formuliert sich das dann so zurecht: ›Ich will ja gar keinen Mann, weil ich es mir selbst am besten machen kann.‹ Und dann wundern sich die Frauen, daß die Männer immer noch hinterm Mond leben, was die weibliche Befriedigung angeht. Mich wundert das nicht.«

»Du würdest dir also wünschen, daß die Frauen mutiger sind?«

»Mutiger?« entgegnet Ruth aufgebracht. »Wieso brauchen sie denn Mut dazu? Selbstverständlicher sollten sie mit ihrer Lust und ihren Bedürfnissen endlich umgehen. Ich möchte den Mann erleben, der aus Scham darauf verzichtet, eine Frau darum zu bitten, ihn so anzufassen, wie er es gerne möchte. Manchmal habe ich das Gefühl, wir sind noch ganz am Anfang. Wieso geht es denn in die Köpfe der Frauen nicht rein, daß sie ein Recht darauf haben, befriedigt zu werden von einem Mann, daß ihre Befriedigung genauso wichtig ist wie seine. Und wenn sie dann immer noch glauben, daß Selbstbefriedigung schöner ist, dann sollen sie es von mir aus gerne tun. Aber erst dann.«

Tränen, wenn alles vorbei ist

Auch Mascha, eine Mittdreißigerin, ist eine von den Frauen, die, nach Ansicht der Therapeutin Ruth Ambrosy, die Durchsetzung ihrer Bedürfnisse dem Partner gegenüber auf die lange Bank schieben. Sie tun es ihrer Meinung nach aus Angst und einer gewissen Unsicherheit heraus.

Mascha selbst weiß genau um ihre Schwäche und nimmt sich immer wieder vor, mit ihrem Ehemann über ihre sexuellen Bedürfnisse und Wünsche zu sprechen. Bislang nur reine Theorie. Was ihr bleibt, ist die Lust mit sich selbst ...

Morgens, wenn ihr Mann das Haus längst verlassen hat, wacht Mascha in dem großen, weich gepolsterten Ehebett auf, umfaßt die Kissen, schmiegt sich in das seidenbezogene Plumeau. Langsam kommt die Erinnerung wieder. Sie denkt an den gestrigen Abend, das Essen mit Frederick, ihrem Mann, und ihren Freunden Monika und Patrick. Schön war es, aber es ist auch sehr spät geworden. Und das ganze schmutzige Geschirr steht noch in der Küche. Nicht dran denken. Lieber an den Ausklang der Nacht. Frederick hatte sie, kaum daß der Besuch sich verabschiedet hatte und zur Tür hinaus war, ins Schlafzimmer geführt und begonnen, sie wild zu küssen.

Sie hatte sein Begehren genossen, ebenso die Schnelligkeit, mit der er ihr die Kleider vom Körper gezogen hatte. Sie waren aufs Bett gesunken, kaum daß sie bemerkt hatte, wie Frederick sich selbst ausgezogen hatte. Geschickt war er dabei und schnell – wie eine Raubkatze auf Beutezug. Er hatte viel von einer Katze, fand sie, in all seinen Bewegungen lag die faszinierende Geschmeidigkeit eines Wesens, das jeden Augenblick zu einem unabwendbaren Angriff ansetzen konnte.

Er hatte sich zwischen ihre nackten und glühenden Schenkel geschoben, seinen Kopf in ihre Scham versenkt und mit der Zunge flink und schnell ihren Kitzler geleckt.

Sie hatte gestöhnt, lauter als sonst, weil vom Alkohol hemmungsloser geworden, hatte seinen Kopf dichter zwischen ihre Schamlippen gepreßt und sich gewünscht, daß er nie wieder damit aufhören würde, sie so zu lecken. Wenigstens nicht so lange, bis ...

Aber da hatte er auch schon aufgehört, sich nach oben geschoben und sein hartes, steil aufgerichtetes Glied in ihre Grotte geschoben.

Natürlich war es schön gewesen, lustvoll, toll. Das sagte sie ihm hinterher. Und das dachte sie auch. Sie liebte es, wenn seine Stöße härter und schneller wurden, sein schweißnasses Haar in ihr Gesicht schlug und er nur noch Lust war. Lust auf sie hatte, Lust, die sie geweckt hatte. Wenn er sich doch nur einmal Zeit lassen könnte. Wenn er sie doch nur einmal streicheln oder lecken würde, ohne daß sie Angst haben müßte, daß er mittendrin aufhörte, oder gar in einem Moment, in dem sie nur noch einige Sekunden gebraucht hätte, bis ihr Körper reagierte, sich in Zuckungen ergehen würde.

Sich Zeit lassen. Die eigene Lust nicht antreiben müssen aus Angst, wieder einmal zu kurz zu kommen. Mascha seufzte. Und während sie das tat, hatte sich ihre rechte Hand zu dem pelzbesetzten Dreieck zwischen ihren Beinen hinuntergeschoben. Sie schloß die Augen. Noch einmal spielte sie Szene für Szene des Liebesspiels vom Vorabend durch, und ihre Finger strichen in sanften Kreisen um ihre Schamlippen und ihren Kitzler. Sie ließ sich Zeit, und sie verlangsamte ihre Bewegungen, sobald sie merkte, daß sie der Erfüllung näherkam, wurde heftiger, schneller, wenn sie spürte, daß ihre Anspannung sich zu verringern drohte. Wie schön zu wissen, daß nichts und niemand sie daran hindern könnte, bald zu kommen, so bald, wie sie selbst es wollte oder ihr Körper es verlangte. Sie steckte sich den Zipfel ihres Kopfkissens in den Mund, während sie sich dem Orgasmus entgegenstreichelte. Sie hörte dabei im Geiste das Stöhnen ihres Mannes, stellte sich vor, es wären seine Hände, die sie da berührten und dem Orgasmus immer weiter entgegentrieben. Ja, jetzt komm, meine Geliebte, komm, hörte sie ihn sagen. Und dann biß sie mit voller Wucht in das Kissen in ihrem Mund, und ihr Körper bäumte sich auf, sank zurück, bäumte sich wieder auf, und eine heiße Welle durchspülte ihren Körper. Wie schön.

Mascha kam wieder zu sich, sah, daß sie allein in ihrem Ehebett lag, zog den Zipfel des Kopfkissens aus ihrem Mund und schaute eine Weile gedankenverloren auf die verlassene Bettseite, auf der ihr Mann gelegen hatte, und fing an zu weinen.

Das kannte sie schon. Das Weinen. Sie weinte jedesmal, wenn sie sich selbst befriedigt hatte.

»Warum das so ist, weiß ich nicht«, sagt Mascha. Aber sie weiß, daß sie es auf jeden Fall sehr traurig findet, daß sie in der Sexualität mit Frederick nicht die Gelegenheit hat, sich ganz und gar und ohne Zeitdruck ihrer Lust und ihren Gefühlen hinzugeben.

»Ja«, sagt sie, »eigentlich empfinde ich Selbstbefriedigung als Eingeständnis dafür, daß der Sex mit meinem Mann mangelhaft ist.« Für Mascha ist Masturbation eine Notlösung, ein notwendiges Übel, weil sie sonst nicht zur Befriedigung kommen kann.

»Aber eigentlich«, meint sie zögernd, »ist es dumm, daß ich es tue. Daß ich es mir selbst mache, meine ich. Denn dadurch, daß ich diese Möglichkeit nutze, drücke ich mich darum herum, Frederick sagen zu müssen, daß ich mehr brauche. Mehr Zeit, mehr Zärtlichkeit.«

»Aber das kann ich ihm nicht sagen«, erklärt sie. Sicher, sie hat es sich schon oft vorgenommen, in den vier Jahren ihrer Ehe, aber »so im Alltag wäre es doch völlig unpassend, mit dem Thema zu beginnen, also könnte ich es nur in der jeweiligen Situation sagen, aber dann habe ich Angst, die Stimmung kaputtzumachen.«

Daß ihre eigene Stimmung jedesmal abrupt gestört wird, sieht sie zwar auch, aber wenn Frederick dann so leidenschaftlich ist – so ganz Mann oder eben fast wie eine Raubkatze beim Angriff –, wie kann sie dann sagen: »Du, was ich schon immer mal sagen wollte ...«

Außerdem spielt sie ihm doch seit Jahren vor, daß er es genau richtig macht, ganz toll, daß sie noch nie so gefühlt habe. Wie kann sie das alles jetzt zurücknehmen? Es ist doch so, glaubt Mascha, daß das Eingeständnis einer Frau, keinen Orgasmus gehabt zu haben, nicht etwa die Unfähigkeit des Mannes beweist, ihr einen zu verschaffen, sondern meist als Zeichen der Frigidität der Frau gewertet wird. Als frigide will sie aber nicht dastehen. Vor Frederick schon gar nicht.

»Er ist doch so stolz auf unseren Sex.« Mascha ist nicht allein mit ihrem Problem. Allen emanzipatorischen Errungenschaften der letzten 25 Jahre zum Trotz: Jede dritte Frau spielt ihrem Partner den Orgasmus im Bett vor, die meisten schweigen immer noch, wenn es darum geht, ihrem Partner gegenüber eigene Bedürfnisse und Wünsche im Bereich der Sexualität zu formulieren. Und nicht nur dem Partner gegenüber.

»Allen meinen Freundinnen erzähle ich, wie toll es mit Frederick im Bett ist. Warum ich das mache, weiß ich nicht. Gerade bei ihnen könnte ich doch eigentlich ehrlich sein. Sie um Rat fragen, wer weiß denn, ob es ihnen nicht ähnlich geht. Aber ich traue mich nicht. Da müßte schon eine andere den Anfang machen.«

Seit sie vierzehn Jahre alt war, hat sich Mascha selbst befriedigt. »Am Anfang war's die reine Neugier auf meinen Körper, auf seine Reaktionen. Dazu kam, daß ich im Gegensatz zu anderen gleichaltrigen Mädchen keinen Freund hatte. Ich hörte aber von deren ersten sexuellen Erfahrungen. Sie erzählten davon. In erster Linie machten sie Petting und so. Und alle erzählten von berauschenden Orgasmen. Und dann verschlang ich Jugendhefte wie *Bravo* oder *Mädchen*. Da ging's vor allem um Sex. Und weil ich das alles auch einmal erleben wollte, aber keinen Freund fand, spielte ich eben mit mir selbst herum.«

Mit dem ersten Freund, so dachte Mascha, wäre damit Schluß. Warum auch weitermachen, schließlich würde er es dann übernehmen, für ihre Befriedigung zu sorgen. Der erste Freund kam, als Mascha siebzehn war.

»Er ging gleich ziemlich zur Sache, griff mir am ersten Abend schon in die Bluse, streichelte meine Brüste, und am zweiten Abend lagen wir schon nackt auf seinem Bett und streichelten uns. Er hatte kaum mehr Erfahrung als ich, sagte mir aber genau, wie er es haben wollte und ich es machen sollte.«

Er bat Mascha, sein Glied härter zu umfassen, schneller zu reiben, und schließlich drückte er ihren Kopf zu seinem Schwanz und sagte ihr, wie sie lecken sollte. Mascha tat, wie ihr befohlen.

»Ich fand das eigentlich sehr schön. Als es ihm gekommen war, streichelte er mich. Er gab sich wirklich Mühe, sah dabei immer wieder in mein Gesicht und fragte lächelnd: ›Na, kommt es dir?‹ Da bekam ich plötzlich totale Angst, daß es ihm zu lange dauern könnte, daß er bestimmt dachte, mein Gott, die ist ja kalt wie ein Fisch, also sagte ich ihm nicht, daß ich es eigentlich etwas schneller haben müßte, sondern fing statt dessen an zu stöhnen und meinen Körper wild zu bewegen, und er war stolz und glücklich – und ich irgendwie auch, weil er es war.

Also machte ich weiter mit der Selbstbefriedigung, obwohl ich jetzt einen Freund hatte. Und er machte mit seinen Bemühungen um mich natürlich genauso weiter wie beim ersten Mal, schließlich mußte er ja denken, daß sie zum Erfolg geführt hatten. Ein dummer Kreislauf.«

Mascha ist ratlos. »Ich empfinde Masturbation an sich als etwas Gutes. Zumindest nicht als etwas Verwerfliches. Ich könnte mir auch vorstellen, daß ich mich dann und wann selbst streicheln würde, wenn der Sex mit Frederick für mich erfüllend wäre – einfach nur so. Aus Spaß an der Lust. Aber so hat es natürlich immer einen traurigen Beigeschmack.«

Manchmal hat sich Mascha vorgestellt, daß sie im Bett liegt, an irgendeinem Morgen, sich selbst zum Höhepunkt treibt, während Frederick sie dabei heimlich beobachtet. Dann würde er vielleicht sehen, wieviel Zeit sie dafür braucht – oder eben haben möchte –, würde ihre Bewegungen sehen und die Schnelligkeit, mit der sie ihren Kitzler reibt.

»Dann brauchte ich nichts zu sagen, um nichts zu bitten und nichts zu erklären. Wäre das schön«, seufzt sie.

Aber bis dieser eher unwahrscheinliche Fall eintritt, bleibt ihr nur das Spiel mit sich selbst und ihrem Traum, daß er es ist, der sie langsam und schnell, leidenschaftlich, aber sicher zum Höhepunkt führt.

Die große Chance für die Lust

Rita Christiansen hat andere Erfahrungen mit ihren Klientinnen gemacht.

»Die meisten meiner Klientinnen tun sich schwer mit der Selbstbefriedigung. Sie leiden unter dem Vorurteil: Eine anständige Frau hat so was nicht nötig! Sie empfinden ihre Lust mit sich selbst als ein Armutszeugnis und lassen sie darum lieber erst gar nicht zu. Ich arbeite dann auf dem Wege, daß ich ihnen rate, sich selbst zu befriedigen, weil ich der Meinung bin, daß es dem Selbstbewußtsein der Frauen nur förderlich sein kann, wenn sie registrieren, daß sie sich selbst auf schöne Weise Lust und Erfüllung bereiten können. Da gibt es dann Frauen, gerade ältere, die fangen wirklich an zu zittern bei der Vorstellung. Da wirken noch ganz die Moral und das Verbot vergangener Zeiten.«

Aber ist der Einwand von Frau Ambrosy nicht richtig, daß sich die Frauen, die sich selbst befriedigen, oftmals nur vor dem Konflikt drücken wollen, ihrem Partner zu sagen, was sie wirklich wollen?

Verspielen diese Frauen ihren Anspruch auf Zärtlichkeit und Befriedigung durch den Partner nicht wirklich leichtfertig?

»Es kommt darauf an, was man als ersten Schritt betrachtet«, erklärt Rita Christiansen. »Einer Frau, die sich seit Jahren selbst befriedigt, die aber in der Begegnung mit einem Mann nicht zur Befriedigung kommt, muß ich natürlich raten, ihren Anspruch zu formulieren – auch dem Partner gegenüber. Aber bei den meisten Frauen, die ich betreue, ist es vielmehr so, daß seit Jahren ein abgestumpftes Sexualleben mit dem Partner läuft und überhaupt keine Befriedigung der Frau stattfindet. Auch nicht mit und durch sich selbst. Da würde ich die Frauen schlichtweg überfordern, wenn ich ihnen rate: Geht nach Hause und macht euren Männern klar, wie ihr es gerne hättet. Das müssen diese Frauen erst einmal in Ruhe für und an sich selbst herausfinden, um sich ihrer selbst und ihrer Gefühle sicherer werden zu können. Erst dann kann der nächste Schritt erfolgen.«

Sie betrachten die Selbstbefriedigung also als Bereicherung im Endziel und nicht als Ersatzlösung?

»Wenn die Frau in einer Partnerschaft lebt, sicherlich, dann muß das Ziel lauten: glückbringende = befriedigende Sexualität mit dem Partner und Selbstbefriedigung als Bereicherung. Etwas anders sieht es in einer Situation aus, wo kein Partner vorhanden ist. Aber auch dann muß die Selbstbefriedigung keine Notlösung sein, sondern eine einzigartige Form der Sexualität.«

Die Selbstbefriedigung hat unsere Ehe gerettet

Christine, 36, und Tobias, 40, sind seit fünfzehn Jahren verheiratet. Sie haben zwei Kinder im Alter von zehn und zwölf Jahren. Ein glückliches Paar, so scheint es. Sie sind sehr zärtlich zueinander während des Interviews in ihrem Urlaubsdomizil am Bodensee.

Die Kinder verbringen die Ferien im Pfadfinderlager. Das Ehepaar zum ersten Mal wieder als Paar, nach zwölf Jahren Familienurlaub. »Ungewohnt, aber schön«, sagen beide. Doch vor noch gar nicht langer Zeit hätte so eine Situation beide mit Panik erfüllt. »Unsere Ehe war eigentlich am Ende«, erzählt Christine, »zumindest unser Intimleben. Tot. Aus. Ende.«

»Das ist richtig«, bestätigt ihr Ehemann, »die erotische Spannung war dahin. Wir lebten miteinander, besser nebeneinander her. Es war nur noch eine Zweckgemeinschaft, den Alltag bestehen, die Kinder erziehen, abends gemeinsam fernsehen. Und im Bett rückten wir nur noch zusammen, um einander Wärme zu spenden. Wir hätten aber durchaus Geschwister sein können. Meine Frau war für mich, ich muß es einmal so hart sagen, beinahe zum Neutrum geworden.«

Beinahe deshalb, weil sie – trotz aller Unlust – doch alle drei bis vier Monate ein Pflichtprogramm absolvierten. Still und schnell zogen sie die Dreiminutennummer durch, um der Konvention zu genügen, sich selbst und den anderen zu beruhigen: Wir schlafen ja noch miteinander, also ist alles in Ordnung.

Dabei war gar nichts mehr in Ordnung. Zumindest nicht, was den Sex anging. Warum beide das so lange verdrängten und schwiegen, verstehen sie heute selbst nicht mehr.

»Vielleicht war es die Angst, schlafende Hunde zu wecken, eine Lawine auszulösen«, sinniert Christine, »ich hatte auch Angst vor dem, was kommen würde, Angst davor, daß Tobias mir sagen könnte: ›Weißt du, ich finde dich nicht mehr attraktiv‹ oder: ›Ich begehre eine andere.‹«

Tobias hingegen gab noch nicht einmal vor sich selbst zu, daß mit seiner Sexualität etwas nicht mehr stimmt. Sex war ein Tabuthema für ihn. Ein Mann, der mit dem Sex nicht klarkommt, ist kein richtiger Mann, also Schwamm drüber.

»Mir tat es mitunter schon sehr weh«, erinnert sich Christine, »zum Beispiel, wenn ich Filme sah, in denen sich Paare leidenschaftlich liebten, oder Szenen, in denen ein Mann sich kaum beherrschen konnte, weil er so wild war auf eine Frau. Da saß ich dann und unterdrückte mühsam die Tränen. Am schlimmsten aber waren die Erinnerungen an die Anfangszeit unserer Liebe. Wir hatten kaum voneinander lassen können, und wir hatten es ständig und überall gemacht.«

»Am Anfang war alles prima, ja«, weiß auch Tobias noch, »sexuelle Hochspannung könnte man sagen.«

Fast ein Jahr hatte Tobias Christine umworben. »Sie war das begehrteste Mädchen der Schule. Alle waren hinter ihr her. Kein Wunder bei dieser Figur – und dann noch dieses Lächeln ... Sie war ein Star. Und irgendwie unerreichbar.«

Genau das spornte Tobias zu Höchstleistungen an. Kein Tag ohne eine Nachricht von ihm. Dranbleiben, ja nicht lockerlassen. Auch wenn er sie manchmal am liebsten einfach geschnappt hätte.

Christine war sich ihrer Anziehung gar nicht so bewußt gewesen. »Ich war doch wie alle Mädchen und fand viele andere weitaus hübscher als mich selbst. Und von wegen Figur! Immer knotete ich mir im Schwimmbad ein Badetuch um die Hüften, damit keiner meine dicken Schenkel sah.«

Nach einem Jahr hatte Christine Tobias' Drängen nachgegeben. »Er war einfach überwältigend. Und so einfallsreich. Einmal fand ich eine Rose an mein Fahrrad geklemmt, ein anderes Mal ließ er mich durchs Radio grüßen, dann schickte er Zettel, auf denen beispielsweise nur ein Ort stand. Eine halbe Stunde später kam einer mit einer Zeitangabe. Dann kam ein Foto von ihm, auf dem stand: Und ich warte da auf dich!« Christine liebte diese Zeit. Und sie genoß das Gefühl, begehrenswert zu sein, so einfallsreich umworben zu werden, erobert zu werden.

Tobias wiederum genoß den Kitzel der Unsicherheit, die Spannung: Krieg' ich sie, krieg' ich sie nicht? Zehn Jahre später aber saßen sie gelangweilt nebeneinander auf dem Sofa und starrten in die Glotze. Eheroutine, Familienalltag. Kein Platz mehr für Leidenschaft. Der Tod der Liebe.

»Das wollten wir aber letztendlich doch beide nicht hinnehmen«, erzählt Christine. »Dennoch war es ein langer und harter Weg, unsere Liebe wiederzubeleben, besser gesagt: neu zu beleben.«

Über eine Freundin, die in einer schlimmen Ehekrise steckte, erfuhr Christine eines Tages von einem Paartherapeuten, der sehr erfolgreich war mit seiner Arbeit. »Aber für dich kommt das ja nicht in Frage«, meinte die Freundin, und Christine gab ihr zunächst recht.

Aber dann dachte sie doch immer häufiger daran, wie es früher zwischen Tobias und ihr gewesen und wie spannungslos ihre Ehe mittlerweile geworden war.

Sicher, sie hatten keine Sorgen, sie waren freundlich zu- und miteinander. Es gab keinen Streit, keine Verletzungen. Aber reicht das für eine glückliche Ehe? Und schließlich wagte sich Christine immer näher an den verdrängten – und so wunden – Punkt heran: »Was ist mit dem Sex? Wo ist unsere Leidenschaft geblieben?«

Mehr aus Neugier, wie sie sich selbst einzureden versuchte, machte sie einen Termin bei dem Therapeuten. »Ich war sehr aufgeregt«, sagt sie, »und ich habe niemandem davon erzählt. Deshalb war ich auch total in Panik, daß mich irgend jemand in seiner Praxis erkennen könnte. Der Mann machte gleich einen freundlichen und interessierten Eindruck.« Der Therapeut stellte keine der peinlichen Fragen, die Christine gefürchtet hatte, sondern ließ sie einfach erzählen. Und sie erzählte von ihrem Glück, der Liebe, den gesunden Kindern, dem liebevollen Ehemann.

»Und warum sind Sie dann hier?« wollte er schließlich wissen. Da senkte Christine den Blick, weil ihr die Schamröte ins Gesicht stieg. »Ja, also, wissen Sie, körperlich, ich meine unser Intimleben, da läuft kaum noch was …«

Endlich war es heraus. Und mit diesem Bekenntnis brach auch Christines lange verdrängte Verzweiflung heraus. Sie weinte, schüttelte den Kopf, fragte den Therapeuten – und doch viel mehr sich oder ihren nicht anwesenden Ehemann: »Wie konnte das passieren? Warum begehrt er mich nicht mehr?«

Die Antwort konnten sie nur gemeinsam finden – Tobias und Christine –, das ist ihr selbst klargewesen. Der Therapeut konnte allenfalls Hilfestellung geben bei dem Kunststück, verschüttete Begierden und Bedürfnisse wieder ans Tageslicht zu fördern.

Christine verließ verwirrt und aufgewühlt die Praxis. »Seit diesem Tag war es aus mit der scheinheiligen Ruhe und dem falschen Frieden«, erinnert sie sich. Christine wollte es wissen. »Ich schaltete den Fernseher aus und sagte Tobias mitten ins Gesicht: ›Wir müssen über Sex reden.‹«

Dem verschlug es erst einmal die Sprache.

Er war völlig hilflos: »Warum denn das?« fragte er. »Ist doch alles in Ordnung«, sagte er. »Was meinst du denn, bist du etwa nicht glücklich?«

»Hören wir auf, uns etwas vorzumachen«, wies seine Frau ihn zurecht, und an ihrem entschlossenen Gesichtsausdruck erkannte er, daß die Zeit des Verdrängens und der Schönfärberei zu Ende war.

Christine bombardierte ihn mit Fragen: »Warum willst du mich nicht mehr? Hast du eine andere?«

Er schüttelte den Kopf, wollte nichts sagen, wußte nichts zu sagen, wurde unnahbar und kühl, als sie ihm schließlich von dem Therapeuten berichtete.

»So etwas habe ich nicht nötig!«

»Hast du doch«, schrie Christine.

Tobias und Christine erlebten ihren ersten wirklich heftigen Streit. Es wurden Türen geschlagen, Beleidigungen ausgeteilt. Die Kinder wachten auf, es flossen Tränen. Das reinste Familiendrama.

»Das hört sich schlimm an«, sagt Christine, »aber irgendwie war es auch ungeheuer befreiend. Und echt.«

Die nächsten Wochen waren für Christine und Tobias voller Spannungen. Wenn sie zunächst auch negativ besetzt waren. »Wir hatten beinahe jeden Tag Streit«, erinnert sich Christine, »und das brachte eine ziemliche Distanz zwischen uns. Das war jedoch sicher gut so. Denn es half uns, den anderen wieder bewußter wahrzunehmen, nicht mehr wie ein liebgewordenes Möbelstück eben, sondern wieder als Mensch mit Eigenheiten, mit einer eigenen Meinung, mit Verletzbarkeit und so weiter.«

Christine ging weiterhin zu dem Paartherapeuten. »Ich brauchte diese Unterstützung, weil es ein äußerlicher Anreiz war, die Sache aus einem falschen Harmoniebedürfnis heraus nicht wieder schleifenzulassen.«

Bei einem ihrer weiteren Besuche sprechen Christine und der Therapeut auch über die Möglichkeit einer Sexualtherapie. Christine erfährt, daß diese Therapie mit dem Medium Distanz arbeitet und dadurch hilft, den Partner durch die Entfernung wieder als reizvollen, immer wieder neu zu erobernden Menschen wahrzunehmen.

»Dieser Gedanke hat mich sehr fasziniert«, erzählt Christine, »schon deshalb, weil ich ja merkte, wie gut uns allein die Streiterei und die damit verbundene Distanz tat. Nur keine Selbstverständlichkeit und Gewohnheit mehr, das hatte ich inzwischen begriffen, denn nichts ist tödlicher für die Liebe.«

Doch Tobias weigerte sich noch immer steif und fest, bei einer Paartherapie mitzumachen.

»Ich war tödlich in meiner Ehre gekränkt zu dieser Zeit. Nicht nur, weil meine Frau mir an den Kopf geworfen hatte, ich würde sie nicht genügend befriedigen – nein, sie besprach unser Intimleben auch noch mit einem anderen Mann. Das war zuviel für mich. Und das verstellte mir den Blick und die Einsicht dafür, daß ich ja eigentlich auch nicht glücklich gewesen war über unser Sexleben.«

Also begann Christine zunächst allein mit der sogenannten Sexualtherapie. Erstes Prinzip: Nimm deinen Körper ganz bewußt wahr. Nur du – und nur für dich. Schau ihn nicht mit den Augen deines Partners oder irgendeines anderen Menschen an, sondern nur mit deinen eigenen. Laß dir Zeit, für jeden Blick, jede Wahrnehmung.

»Das fiel mir ganz schön schwer«, erinnert sich Christine, »denn zunächst sah ich natürlich lauter Mängel und dachte sofort: Kein Wunder, daß dich Tobias nicht will, mit diesem Fett, den hängenden Brüsten usw.«

Noch schlimmer wurde die zweite Stufe für sie, als sie ihrem Körper viele Komplimente machen mußte und ihn liebevoll berühren sollte. »So auf Anweisung war das doch sehr komisch. Zumal ich früher im Masturbieren eigentlich immer auf schnelle Befriedigung ausgewesen war. Aber nun sollte ich mir Zeit lassen und mich nach allen Regeln der Kunst regelrecht verführen.«

Doch nach und nach fand Christine immer mehr Gefallen – an ihrem Körper und ihrem neuen bewußten Umgang mit ihm.

»Ich wurde zunehmend selbstbewußter und teilte

Tobias eines Tages mit, daß ich möchte, daß wir Schlafzimmer und Wohnzimmer so aufteilen, daß jeder sein eigenes Zimmer haben kann. Ich wollte einen Raum für mein neues Selbstverständnis. Ich wollte, wann immer mir danach war, in meinem Bett liegen können, Musik hören, mich verwöhnen, ohne dabei auf meinen zu jener Zeit sehr streitlustigen Ehemann Rücksicht nehmen zu müssen – oder auf irgendeinen anderen Menschen.«

Ein Ansinnen, das Tobias wachrüttelte.

»Auf einmal bekam ich Angst, Christine zu verlieren. Sie wirkte so sicher, schien Frieden mit sich geschlossen zu haben. Ich weiß gar nicht, wie ich das beschreiben soll. Man könnte sagen: Sie wirkte auf eine gewisse Weise unnahbar.«

Genau das reizte Tobias: »Ich hatte mit einemmal wieder das Gefühl, sie erobern zu müssen. Weil ich sie nicht mehr einfach so haben konnte, wollte ich sie unbedingt haben.«

Damit jedoch biß Tobias erstmal auf Granit: Christine hatte dazugelernt und war zu einer voreiligen, überstürzten Versöhnung nicht bereit. »In unserem Sexleben mußte sich grundlegend etwas ändern.« Christine diktierte die Bedingungen: »Wenn dir an mir und unserer Ehe etwas liegt, dann komm mit zum Therapeuten. Vorher läuft gar nichts.«

Zwei Wochen wütende Proteste und erneuter Streit, dann ein gereiztes »Na gut, mal schauen, aber nur dieses eine Mal ...«

Die erste gemeinsame Therapiestunde wird zum Fiasko. Tobias weigert sich konsequent, »vor einem anderen Mann« über seine Sexualität zu sprechen, findet aber nach einiger Zeit Gefallen daran, seiner Frau wenigstens zuzuhören.

»Mir verschlug es die Sprache. Christine saß ganz ruhig neben mir und erzählte diesem wildfremden Mann, wie beglückend und befriedigend ihre Selbstbefriedigung verliefe. Am liebsten hätte ich sie gepackt ...«

Eben daraus wurde nichts. Abstinenz verordnete der Therapeut und stellte allenfalls in Aussicht, daß sich die Ehepartner nach einer Weile bei der Selbstbefriedigung zusehen könnten, um bewußt aufzunehmen, zu begreifen und zu lernen.

»Theoretisches Geschwätz«, schimpfte Tobias und gab schließlich doch nach, weil ihm einfach nichts anderes übrigblieb und seine Lust auf Christine täglich zunahm.

»Es war wie zu unserer Anfangszeit«, erinnert er sich, »ich begehrte sie fast schon schmerzlich und konnte sie nicht haben. Statt dessen sah ich, wie gut sie ohne mich zurechtkam. Sie wurde immer schöner und stolzer. Es war zum Verrücktwerden. Und ich durfte sie nicht berühren.«

Also sprach er mit ihr und schrieb ihr unzählige flammende Liebesbriefe voller Begehren.

»Wer hätte das gedacht«, schmunzelte Christine, »nach so einer langen Zeit.«

Tobias schrieb von seiner Lust, bewunderte ihren Körper und erzählte von den vielen Dingen, die er gern mit ihr getan hätte. Er umwarb sie, führte sie zum Essen aus, danach in eine Bar, wollte sie verführen und durfte eine unendlich lange Zeit doch nichts anderes als ihr dabei zusehen, wie sie sich selbst beglückte.

»Das war mir beim ersten Mal entsetzlich peinlich,

aber dann merkte ich, wie sehr es Tobias erregte, und bald darauf machte er dabei mit, befriedigte sich dann beim Zuschauen auch selbst.«

Bald sind beide von ihrer neuen, zarten Sexualität begeistert. »Wir haben uns regelrecht wieder miteinander verabredet. Zuerst gingen wir schön essen, danach in einen anregenden Film, oder wir lasen uns gegenseitig erotische Geschichten vor. Und dann tranken wir Wein, legten uns in meinem neuen Zimmer aufs Bett und verführten uns. Nein, nicht gegenseitig, sondern jeder für sich«, erzählte Christine und bekennt: »Ich konnte es mitunter auch schon kaum mehr aushalten, soviel Lust hatte ich auf Tobias bekommen.«

Der konnte sich ebenfalls nur noch mühsam beherrschen und ging am Ende doch wieder mit zum Therapeuten. »Hauptsache, es führt zum Erfolg – und das hieß, zum Sex mit Christine.«

Der Therapeut empfahl als nächste Stufe allerdings erst einmal ein langsames Sich-wieder-Annähern. Partnermassage war danach angesagt – den Körper des anderen langsam und bewußt entdecken, ganz und einheitlich.

»Ich hatte kaum mehr geglaubt, daß eine Luststeigerung zu dieser Zeit noch möglich war«, erinnert sich Tobias, »aber genau so war es. Mit heißem Öl und weichen Bürsten haben wir uns gegenseitig massiert und unsere Lust bis Zum-geht-nicht-mehr angestachelt. Ich hatte ja bis dahin gar nicht gewußt, wie viele erogene Zonen ich selbst habe – und Christine erst! Ihre Fußsohlen reagierten unglaublich, aber auch ihr Rükken, der Nacken. Es war zum Dahinschmelzen.«

Vier Monate dauerte die Therapie. Dann endlich war es erlaubt, das erste Mal.

»Viel besser als das wirklich erste Mal«, da sind sich beide einig. »Ein Fest der Sinne war das, eine erotische Ewigkeit, gar nicht zu beschreiben.«

Die beiden schwelgen in genüßlicher Erinnerung, und man spürt die Spannung aufsteigen, wenn sie sich dabei anschauen.

»Ich kann gar nicht sagen, wie froh ich bin, daß wir diese Therapie gemacht haben. Niemals zuvor war ich befriedigter, selbst zu unserer Anfangszeit hatte ich nicht solche Empfindungen«, erklärt Christine, »heute wohne ich wirklich in meinem Körper, pflege und hege ihn ganz bewußt, und die Selbstbefriedigung hat einen ganz hohen Stellenwert für unsere gemeinsame Sexualität, aber auch für mein Selbstbewußtsein.«

Tobias schließt sich Christines Meinung voll und ganz an: »Mit ihrer Selbstbefriedigung verführt sie mich jedesmal aufs neue.«

6. KAPITEL

Die hohe Kunst der Lust

Sexualtheorie – Selbstbefriedigung

Richtig lieben will gelernt sein

»Sexualtherapie«, meine Nachbarin schüttelt entschieden den Kopf, als ich die Sprache darauf bringe. »Nee, also wenn's dann mal soweit ist, dann ist doch Hopfen und Malz verloren, finden Sie nicht?«

»Wie soll denn das gehen? Ich meine, was läuft denn da ab, da gehen doch nur Leute hin, die total verklemmt sind«, meint ihr Mann dazu.

»Weit gefehlt«, sagt der Sexualtherapeut und Autor Hermann Wendt, »Sexualtherapie macht Spaß. Die meisten Behandlungen und Heilformen, die man in unserem westlichen Gesundheitswesen antrifft, basieren immer noch auf dem Grundprinzip: Wenn die Krankheit weh tut, dann muß auch die Behandlung weh tun, dann ist die beste Medizin die bitterste und die beste Therapie diejenige, die am meisten weh tut. Oder umgekehrt: Was gut schmeckt und Spaß macht, das kann nichts taugen.«

Der Psychologe Wendt weiß es besser, verhilft er doch seit Jahren sexunlustigen Paaren und auch Singles zu mehr Spaß an der Liebe. Und das äußerst genußvoll.

»Sexualtherapie«, erklärt Wendt, »ist wichtig, nötig und gut. Bei einer solchen Therapie erleben die Menschen vieles anders, als sie es von der traditionellen und konservativen Medizin gewöhnt sein mögen. Sie lernen hier, keine Angst mehr zu haben, Lust und Spaß zu erleben und sich nicht mehr zu langweilen, nicht immer nur zu entsagen, sondern Lust zu haben. Gerade in der Sexualtherapie kann man lernen, daß auch Lust, Spaß und Freude gesellschaftsfähig sind.«

Was also passiert in einer Sexualtherapie? Ganz klar: Es bleibt nicht beim Gespräch allein. Es wird geübt, nicht theoretisch, sondern ganz und gar praktisch, und das mit dem ganzen Körper. Um den geht es nämlich nicht zuletzt, auch wenn seelische und psychische Blockaden nicht vernachlässigt werden sollen.

»Die meisten Menschen reden zuviel über Sex und tun zuwenig, weil sie sich nicht trauen, sich auf ihre sexuellen Gefühle und Bedürfnisse einzulassen«, sagt Hermann Wendt und bedauert, daß die Menschen aufgrund des vielen »Denkens« – meist geht es dabei um Ängste und Mißerfolge – nie zu ihren Sinnen gelangen.

Die Sexualtherapie wirkt gegen eine derartige Verkopftheit. Hausaufgaben gibt es auch – besser: praktische Übungen für zu Hause. Zu Hause schon deshalb, weil, so Wendt, »gerade Sexualtherapeuten ständig fürchten müssen, ins Gerede zu kommen, Berufsverbot oder Strafanzeigen riskieren, da sich unsere Gesellschaft schwertut damit, Menschen zu gestatten, sich sexuell auszuleben.«

Eine Sexualtherapie läuft natürlich sehr unterschiedlich ab: so frei und offen, komplex und tiefgreifend, wie der jeweilige Therapeut bzw. die Therapeutin eben jeweils mit Sexualität umgehen kann. Es gibt jedoch gewisse Übungen, die sozusagen zum Standardprogramm der modernen Sexualtherapie gehören. Wie zum Beispiel das Erleben von lustvoller Selbstbefriedigung und von lustvollen Phantasien.

»Kaum zu glauben«, erklärt Hermann Wendt, »aber nach manchen weltanschaulichen, moralischen und religiösen Ausrichtungen gehören Masturbation und Sexphantasien noch immer zu den Todsünden.«

Die im folgenden aufgezählten Übungen der Sexualtherapie von Hermann Wendt liegen im Grenzbereich zu den bei uns vorherrschenden moralischen Tabus. Sämtliche Übungen dienen in erster Linie dem Zweck, Unsicherheiten und Schamgefühle zu vergessen und sexuelle Zufriedenheit zu erlangen. »Deshalb«, so Wendt, »muß der sexualtherapeutische Weg auch da entlang gehen, wo die bekannten Tabus und Verbote bestehen.«

Kaum deutlicher kann dieses Prinzip ausgedrückt werden als mit dem Thema Onanie, Masturbation und Selbstbefriedigung. In der Sexualtherapie wird den Menschen, sowohl den Männern als auch den Frauen, beigebracht, sich offen und frei selbst zu befriedigen, und das ohne Schuld- und Schamgefühle.

»Jede gute Sexualtherapie fängt damit an, in Ruhe, mit Genuß und gutem Gewissen Onanie zu erlernen«, bekräftigt Hermann Wendt, »dazu gehört, daß man lernt, sich sexuellen Phantasien hinzugeben.«

Die einfachste sexuelle Phantasie besteht dabei für den Mann darin, sich eine Frau nackt oder halbnackt in einem

Heft anzuschauen und sich vorzustellen, wie es wäre, sexuell mit ihr zusammenzusein. Das gleiche gilt für die Frau, die sich vorstellt, mit einem tollen Mann im Bett zu liegen, und dabei zu onanieren.

»Frauen tun dies allerdings weitaus seltener als Männer und weniger leicht«, stellt der Autor Wendt fest, »das liegt nicht nur daran, daß es keine Sexhefte für Frauen gibt oder daß es keine Männer gäbe, die so reizvoll wären, daß man sie nackt und in sexueller Pose sehen möchte, sondern vor allen Dingen daran, daß Frauen auch heute noch in puncto Sex viel unfreier und tabuisierter aufwachsen müssen. Frauen tun sich deshalb mit Selbstbefriedigung und sexuellen Phantasien schwerer als Männer.«

Die sexuellen Phantasien der Menschen sind so unterschiedlich wie die Menschen selbst. Das Onanieren vor dem Abbild nackter Frauen (bei Männern) oder beim Anblick interessanter Männer (bei Frauen) gehört sozusagen zur Grundausstattung der sexuellen Phantasien. Wenn man sich ganz konkret sexuelle Reize vor Augen führt, dann gehört nicht mehr viel dazu, ins Phantasieren zu kommen. »Die Krönung der Phantasie ist diejenige«, schreibt Hermann Wendt, »die man sich nur in seinem eigenen Kopf zusammendenkt, möglicherweise auch noch in einer extrem tristen und lustfeindlichen Situation, zum Beispiel in der morgendlichen Dienstbesprechung, bei der Busfahrt nach Hause oder abends vor dem Fernsehapparat.«

In der Sexualtherapie werden solche Phantasien geübt. Die Klienten werden dazu aufgefordert, sich in eben solchen lustfeindlichen Situationen, beim nächsten Besuch bei der Schwiegermutter etwa, vorzustellen, wie es wäre, gerade jetzt ein besonders aufregendes Sex-Erlebnis zu haben. Das Ziel der Übungen: unbegrenzter, unbeschränkter, insgesamt freier und selbstbewußter mit seiner Lust und seinen Bedürfnissen umzugehen.

Eine weitere beliebte Übung in der Sexualtherapie wird »Ehebruch« genannt. Auch Hermann Wendt empfiehlt ihn.

Bei Ehepartnern, die sich gegenseitig sexuell nicht mehr besonders anziehend finden, kommt es vor, daß sich der eine oder die andere beim Geschlechtsverkehr vorstellt, mit einem anderen (Mann oder Frau) zu schlafen.

»Manche Sexualtherapeuten geben ihren Patienten die Aufgabe, sich zu Hause vorzustellen, sie würden mit einem anderen Partner, einer anderen Partnerin schlafen, wenn sie in Wirklichkeit mit dem eigenen Partner schlafen, weil«, so Wendt, »moderne Sexualtherapeuten im Verbund mit den Erfahrungen und Erkenntnissen der Sexualwissenschaftler begriffen haben, daß ständige Einseitigkeit, verbunden mit ständigen Wiederholungen, wie sie in monogamen Ehen üblich sind, zu Verschleiß- und Ermüdungserscheinungen im Sexualleben der Betroffenen führen. Und daß umgekehrt ein Hauch von Polygamie sehr wohl das Interesse am eigenen langvertrauten Partner wiederbeleben kann.«

Das Ende jeder Illusion in Sachen »Liebe bis zum Tod«? Treue auf ewig?

Hermann Wendt: »Sexualtherapeuten setzen damit nur die Erkenntnis um, daß man den sexuellen Antrieb und sein sexuelles Interesse in einer monogamen Beziehung allmählich verliert. Die Fachleute sprechen dann spöttisch vom sogenannten Coolidge-Effekt, nach dem amerikanischen Tierarzt Dr. Coolidge, der herausfand, daß Bullen sexuell wesentlich aktiver waren, wenn sie mehrere Kühe besteigen durften ...«

Zurück zu den Übungen, die auch einer monogamen Beziehung neue Spannung und erotische Faszination versprechen.

Zu den Klassikern der sexualtherapeutischen Übungen gehört auch das »Sensate Focus«: das gegenseitige Massieren und Streicheln. Sensate Focus, was soviel heißt wie »sinnliche Konzentration«, stammt von den Sexualtherapeuten Masters & Johnson und bedeutet, daß die Partner sich viel Zeit nehmen, es sich sehr gemütlich machen und sich gegenseitig massieren und streicheln sollen. Nackt, versteht sich, auf einer bequemen Unterlage, bei einer angenehmen Raumtemperatur, guter Musik und Kerzenschein, mit Parfüm und Massageöl, Räucherstäbchen, wenn gewünscht, Sekt und Konfekt, kleinen kulinarischen Leckerbissen: ein Fest für alle Sinne also.

»Man ist als Fachmann oft fassungslos«, sagt Hermann Wendt, »wie wenig Menschen so etwas miteinander veranstalten und wie einfallslos und lieblos die meisten Paare miteinander umgehen, wenn es um Sex geht.

Das ›Sensate Focus‹ nun dient als therapeutische

Übung vor allem dem Zweck, den betroffenen Menschen wieder Lust und Liebe zum Vorspiel beizubringen und sie wegzuführen von der Reduktion auf den eigentlichen Geschlechtsakt. Beim Massieren, Berühren und Streicheln kann man lernen, was genau dem anderen guttut und was nicht. Das wissen viele gar nicht, weil sich die Menschen nicht trauen, einander zu sagen, was ihnen beim Sex gefällt, welche Bedürfnisse sie haben«, weiß Wendt aus langer Erfahrung, »und dann geht der andere in der unausgesprochenen Unsicherheit von dem aus, was er vom Hörensagen vom Sex und den Bedürfnissen des anderen Geschlechts weiß, tappt aber oft im dunkeln.«

Zum »Sensate Focus« gehört deshalb nicht nur, daß einer den anderen streichelt, massiert und mit gezielten Berührungen erregt, sondern auch, daß der andere ihm zu verstehen gibt – und zwar im Detail –, was ihm gefällt, was er will und was nicht.

»Für die meisten Menschen ist es nämlich immer noch mit besonderer Peinlichkeit behaftet, zum Ausdruck zu bringen, was man will und was einen erregt. Selbst lustvolles Stöhnen verkneifen sich viele Menschen aus falsch verstandener Scham«, sagt Hermann Wendt.

Masturbation auf Gegenseitigkeit

Bei der von amerikanischen Sexualtherapeuten als »Genital Caressing« bezeichneten Übung geht es darum, daß der eine dem anderen zeigt, wie er sich selbst sexuell an den Geschlechtsorganen stimuliert und befriedigt, um dann dem anderen ganz genau alle Besonderheiten und Vorlieben beizubringen. Dabei machen viele Menschen die Erfahrung, daß offensichtlich nur die wenigsten Männer die große Kunst beherrschen, eine Frau wirkungsvoll zu stimulieren, und auch sehr wenige Frauen wissen, wie sie den Penis des Mannes anfassen und am wirkungsvollsten massieren können.

»Die meisten Menschen trauen sich nicht, in Gegenwart und vor den Augen des Partners zu onanieren. Eine solche Übung braucht viel Geduld – und setzt das Vertrauen der Partner zueinander voraus. Dann jedoch kann sie ein guter Weg zu mehr Verständnis füreinander und vor allen Dingen sehr viel größerer Befriedigung miteinander sein.«

Während das »Sensate Focus« zur Einstimmung auf den Partner gedacht ist und zur sexuellen Einstimmung an und für sich verhilft, dient die Übung des »Genital Caressing«, bei der man sich gegenseitig an den Genitalien stimuliert, also der Fein-Abstimmung auf den Sexualpartner.

Die folgenden kurz beschriebenen Übungen nunmehr dienen dem gemeinsamen Lustgewinn und sind insofern für Fortgeschrittene gedacht, als es für eine glückbringende und wirklich befriedigende Sexualität unerläßlich ist, daß jeder Partner sich seiner Bedürfnisse und sexuellen Gelüste bewußt sein sollte und für deren Befriedigung Sorge trägt. Zunächst für sich und allein, dann mit dem Partner. »Denn nur wer sich entspannt und frei selbst befriedigen kann, kann ein guter Sexualpartner sein, und nur solche Partner werden weitere Varianten befriedigend erleben können«, sagt Hermann Wendt.

Sex mal andersherum

Eine Übung, die der Sexualtherapeut Hermann Wendt selbst entwickelt hat. Die »Spielregel« dazu ist denkbar einfach und läuft auf den Rollentausch hinaus, der in der psychotherapeutischen Praxis gang und gäbe ist. Er dient dazu, den eigenen Erlebnis- und Erfahrungshorizont zu erweitern und zu bereichern, indem man sich in »die Haut des anderen« hineinfühlt.

»Eine Frau stellt sich vor, ein Mann zu sein. Sie bewegt sich so, sieht den Partner dementsprechend als Frau und übernimmt den aktiven Part. Das heißt, sie versucht, die unter ihr liegende ›Frau‹ mit heftigen Stößen zu befriedigen oder auch mit der entsprechenden Zärtlichkeit.« Für den Mann gilt das gleiche, allerdings mit umgekehrten Vorzeichen.

Sex als Meditation

Diese Übung gilt als besonders heilsam für Frauen mit Orgasmusschwierigkeiten und Männer, die unter vorzeitigem Samenerguß leiden. Guttun wird diese Übung aber auch allen Menschen, die lernen müssen, unter sexuellem Genuß auch Ruhe und Zeit, ein Sich-fallenlassen und Entspannung zu verstehen.

Bei der Sex-Meditation liegen Mann und Frau zusammen in der sogenannten Löffelchen-Stellung hintereinander und nebeneinander wie zwei Löffel im Besteckkasten. In dieser Stellung kann der Mann ruhig und vorsichtig von hinten in die Scheide der Frau eindringen. So sollten beide etwa eine halbe Stunde liegen bleiben, ohne daß sie sich bewegen. Nur ein Zusammenziehen der Beckenmuskulatur hin und wieder ist erlaubt.

»Diese Übung führt zu einer intensiven Konzentration auf die eigenen Gefühle und innere Berührung. Die Partner beginnen nach einer Weile, wie von selbst im gleichen Takt zu atmen und das Becken hin und her zu bewegen. Diese Übung«, so weiß Hermann Wendt aus langjähriger Praxis, »vermittelt Zeit und Ruhe als Mittel zur Steigerung des sexuellen Genusses und als Vorfreude auf den abschließenden Orgasmus.«

Aufregend, weil verboten

Eine weitere Übung aus der Praxis des Psychologen und Therapeuten Hermann Wendt ist die Vorstellung, der jeweilige Ehepartner sei ein völlig Fremder für sie.

Stellen Sie sich vor, mit ihrer eigenen Frau, ihrem eigenen Mann einen One-Night-Stand zu erleben. »Lernen Sie sich in einer Bar ihrer Wahl ›kennen‹, reißen Sie sie (ihn) auf wie eine fremde Frau (einen fremden Mann). Erzählen Sie sich, daß sie verheiratet sind, der Partner aber gerade auf Geschäftsreise ist. Mieten Sie ein Zimmer in einem kleinen verschwiegenen Hotel, und tragen Sie sich unter falschem Namen ein. Erleben Sie sich einmal mit völlig neuen Seiten, machen Sie beim nachfolgenden Sex nichts, was Sie auch in ihrer Ehe tun.«

»Die beiden Partner werden dabei erfahren, wie befreiend es sein kann, festgelegte Rollen einmal fallenzulassen«, sagt Hermann Wendt.

Zu guter Letzt: Die Surrogat-Partner-Therapie

Ein Surrogat-Partner ist ein Ersatz-Partner und tritt bei der Sexualtherapie dann in Erscheinung, wenn für die Durchführung der Sexualtherapie kein Partner zur Verfügung steht. Beziehungsweise, wenn der vorhandene Partner die Therapie nicht mitmachen möchte.

In der Surrogat-Therapie lernen die Betroffenen, ihre Ängste abzubauen, das andere Geschlecht besser kennenzulernen und Hemmungen zu überwinden. Eine besondere Form der Therapie, die sich übrigens zunehmender Beliebtheit erfreut.

7. KAPITEL

Selbstbefriedigung – die letzte Alternative

Manche Menschen befriedigen sich selbst, weil sie die Lust mit sich selbst als Bereicherung ihres Sexuallebens empfinden. Manch anderen Menschen allerdings bleibt nur die Befriedigung mit und durch sich selbst. Dabei ist hier nicht nur die Rede von all den Menschen, die vorübergehend ohne Partner sind, sondern auch von denen, die bewußt oder auch unfreiwillig eine lange Zeit oder gar den Rest ihres Lebens ohne sexuellen Kontakt zu einem anderen Menschen auskommen müssen beziehungsweise wollen.

Ein trauriges Beispiel hierfür ist Gesine, 64 Jahre alt. Vier Kinder hat sie großgezogen und nebenher für ihren inzwischen verstorbenen Ehemann in der Tischlerei die Büroarbeiten erledigt. Dann, als eigentlich der geruhsame und wohlverdiente Lebensabend anbrechen sollte, die niederschmetternde Diagnose ihres Frauenarztes: Brustkrebs. Fünf Jahre Hoffen und Bangen zwischen Strahlen- und Chemotherapie, an deren Ende die Amputation beider Brüste stand. Gesine ist eine tapfere Frau. Eine, die kämpfen kann, wo es sich zu kämpfen lohnt. Aber Gesine ist auch eine Frau, die ihr Schicksal annehmen kann, wenn das Kämpfen ausweglos erscheint. Nach der Amputation fällt sie kurzzeitig in eine Depression. »Man ist halt schon ein wenig weniger Frau«, sagt sie. Dann kommt allmählich Erleichterung auf. »Jetzt ist das Teufelszeug besiegt.«

Zwei Jahre sind ihr danach noch mit ihrem Mann vergönnt, dann stirbt der damals 71jährige urplötzlich an Herzversagen. Wieder nimmt Gesine ihr Schicksal an. Sie frißt die Trauer in sich hinein, denn zu dieser Zeit läßt sich ihre älteste Tochter scheiden und braucht ihre Unterstützung.

Der Hausarzt warnt Gesine vergebens: »Sie müssen sich ausruhen.« Vor einem Jahr erlitt sie einen Schlaganfall und liegt seitdem halbseitig gelähmt im Bett.

Auch dieses Los trägt sie tapfer. Keine Klagen kommen über ihre bleichen Lippen – im Gegenteil. Dankbar berichtet sie von dem freundlichen Zivildienstleistenden, der ihr auch mal Blumen mitbringt, »und das bei seinem kargen Lohn«, oder ein Stück Kuchen, den er selbst gebacken hat.

Über die Sexualität möchte sie eigentlich gar nicht sprechen. Das ist doch sehr intim, aber dann irgendwann gibt sie zu, daß da schon noch Gefühle sind, erotische Gefühle, körperliche Lust sogar. Schließlich hatten sie und ihr Mann bis zuletzt ein geregeltes eheliches Sexualleben geführt. »Der Hermann wollte da auf nichts verzichten, und mir hat es auch gefallen. Ja«, sagt sie, »ich streichel' mich manchmal selbst, sonst tut's ja auch keiner mehr. Mal tröste ich mich, mal mach' ich mir schöne Gefühle. Aber dann denke ich an Hermann und an früher und bin danach um so trauriger. Es ist so wenig, was von einem Leben übriggeblieben ist.«

Sie blickt auf die Fernbedienung ihres großen Fernsehapparates (ein Geschenk der Kinder). »Ich komme ja nicht mehr raus in die Welt, zu den anderen Menschen, und das wird so bleiben, bis es vorbei ist«, sagt sie leise.

Ihr Schicksal annehmen, das wollte Andrea, 36, Kosmetikerin, nicht. Als sie mit knapp 18 Jahren an Kinderlähmung erkrankte, lehnte sie sich mit aller Kraft gegen ihre Krankheit auf.

»Ich war jung und hübsch und stand kurz vor dem Abi, und obendrein war ich ungeheuer verliebt. Und dann dieser Schlag. Auf einmal.«

Eine Odyssee von Arzt zu Arzt, das ist ihr Leben im ersten Jahr nach der Erkrankung. »Ich wurde ein Neutrum. Ob 18 oder 60, was spielte das für eine Rolle? Ob Frau oder Mann? Ich war einfach nur die Behinderte. Das Leben, das die anderen 18jährigen führten, und das auch ich hätte führen mögen, lief an mir vorbei wie ein Film, in den ich nie und nimmer gehören würde. Aber genau das wollte ich doch mit aller Kraft.«

In den unzähligen Rehabilitationskliniken und -Zentren, die Andrea in den folgenden Jahren besucht, hört sie immer wieder: Akzeptiert eure Behinderung! Aber genau das will Andrea nicht: »Ich konnte mein Nicht-laufenkönnen immer nur als Übergangssituation begreifen.«

Psychologische Beratung lehnte Andrea ebenso ab wie den Kontakt zu anderen Behinderten.

»Ich bin sehr schnell vereinsamt, aber das war mir egal, nein, sagen wir es so: Ich nahm es in Kauf. Gesunde, also laufende Menschen wollten nach kurzer Zeit keinen Kontakt mehr zu mir, weil es viel zu umständlich und belastend war, immer daran denken zu müssen, ob es da, wo wir hingingen, einen Aufzug gab und wer mir auf die Toilette helfen könnte. Das nervt und hemmt, da geht die Laune flöten. Das kann ich mir gut vorstellen. Außerdem ertrage ich sie selbst kaum, diese ständige Abhängigkeit. Immer bin ich der Außenseiter. Ich war einmal mit meiner alten Clique in einer Diskothek. Am Ende wußte ich nicht, was schlimmer war, der Anfang, als alle aufs Tanzen verzichteten aus Rücksicht auf mich, oder das Ende, als ich als einzige am Rand der Tanzfläche zurückblieb und ihnen zusah, wie sie ausgeflippt tanzten – so frei, so glücklich, so gesund. Danach ist mein Leben nahezu autistisch geworden, und daran hat sich bis heute nichts geändert.«

Andrea übersetzt zu Hause für einen Verlag englische Manuskripte ins Deutsche. Sie bewohnt zwei Zimmer in ihrem Elternhaus und liest viel. »Das war's.«

Kommen wir zum heiklen Punkt, zur Liebe.

»Liebe«, sagt Andrea, »die gibt's für mich nicht. Die gibt es nur für junge, schöne und gesunde Menschen. Für eine wie mich bleibt allenfalls Mitleid, besonders in dieser Gesellschaft, in der alles auf Perfektion und Funktionalität ausgerichtet ist. Ich bin ein leuchtendes Gegenbeispiel, und deshalb meiden die Menschen mich – und die Männer besonders. Was den Sex betrifft«, sagt sie, »halte ich es genau wie in allen anderen Bereichen: Hilf dir selbst, sonst hilft dir keiner.«

Vorher, so erinnert sie sich, hatte sie sich auch schon einige Male selbst befriedigt. Vorher, das war, als sie 16 war, jedenfalls vor der Krankheit.

»Da geschah es aus Lust, aus Neugierde und Spaß am eigenen Körper. Heute mischt sich immer Bitterkeit und Trauer hinein«, fährt sie fort. »Es ist etwas anderes, ob du es aus Spaß an der Freud' tust oder weil dir nichts anderes übrigbleibt. Manchmal halte ich es allerdings kaum mehr aus.«

Dann beispielsweise, wenn sie einen Roman übersetzt, in dem es ein Liebespaar gar zu aufregend treibt und ihr ihre Einsamkeit dadurch allzu deutlich bewußt wird. Oder wenn sie von ehemaligen Freundinnen hört, die neben ihrem Ehemann noch diverse Lover verschleißen.

»Mich hat bislang nur ein einziger Mann in den Armen gehalten, und der kam auf Bestellung einer sogenannten guten Freundin.« 22 war sie damals und in einer sehr unglücklichen Phase ihres Lebens, erzählt sie. Stefan kannte sie vom Sehen.

»Er wollte, daß ich Übersetzungen für ihn mache. Alles ein Trick, wie ich heute weiß.« Ein Trick, der gut gemeint war, sicher, aber Andrea im nachhinein nur noch einsamer und trauriger werden ließ.

»Nach dem dritten oder vierten Besuch bei mir sprach er von meiner unglaublichen Anziehungskraft und meiner erotischen Ausstrahlung. Ich kam mir vor wie im Märchen und glaubte ihm zunächst kein Wort.«

Stefan aber blieb hartnäckig bei seinen Beteuerungen und Versuchen, ihr nahezukommen. Und eines Abends, nachdem sie zusammen eine Flasche Sekt getrunken hatten, gab sie nach. »So habe ich es also auch noch geschafft, entjungfert zu werden«, meint sie heute sarkastisch. Es blieb bei diesem einen Mal. Stefan machte sich rar, gab keine Erklärung ab, und Andrea fragte nicht, weil sie die Antwort ohnehin zu kennen glaubte.

Viel später erst bekannte ihre Freundin, daß sie Stefan gebeten hatte, sich doch ein wenig um sie zu kümmern. Eine freundschaftliche Geste? Für Andrea ein Verrat, den sie nicht verzeihen kann, ließ er in ihr doch das Gefühl zurück, daß sie niemals um ihrer selbst willen geliebt werden würde, zumindest nicht, solange sie eine Behinderte ist.

»Ich werde den Rest meines Lebens wohl mit mir selbst

verbringen«, sagt Andrea, »ich bin inzwischen auch schon so mißtrauisch geworden, was Freundschaftsbezeigungen oder allgemein das Interesse anderer Menschen an meiner Person angeht, da müßte schon jemand eine unglaubliche Geduld haben, um meine Zweifel zu zerstreuen.« Solange bleiben ihr nur ihre Träume. Die hat sie. Ganz besonders in Sachen Liebe und Leidenschaft.

Linda, 42, verbringt eine mehrjährige Haftstrafe in der Frauenhaftanstalt Aichach, Oberbayern.

Als sie ihre Strafe vor drei Jahren antrat, war ihre sexuelle Befriedigung das »letzte, an was ich damals dachte«. Zu drängend waren die Sorgen um ihre beiden Kinder, die bei Verwandten untergebracht wurden, die Sehnsucht nach ihnen, die Sehnsucht nach der Freiheit und die Angst, draußen niemals wieder Fuß fassen zu können, gebrandmarkt zu sein für den Rest ihres Lebens.

Dazu kam die Angst vor den Mithäftlingen: »In meinem Kopf spukten Horrorgeschichten von Vergewaltigungen und Erpressung, Drogen und ständigen Gewalttaten umher.«

Linda brauchte lange, bis sie sich mit dem Alltag in der Frauenhaftanstalt hatte arrangieren können. »Das schlimmste ist der vorgeschriebene Tagesablauf: Ein festgeschriebener Plan regelt deinen Hunger am Morgen, Mittag und Abend, deinen Bewegungsdrang durch den Auslauf draußen, deine Hygienebedürfnisse. Das Individuum hat hier keine Chance.«

Mit ihren Leidensgenossinnen, wie sie Linda jetzt nennt, hatte sie zu Anfang einige harte Auseinandersetzungen. »Da mußt du ständig hart sein, beweisen, daß du dich nicht unterkriegen läßt, sonst bist du für alle der Blitzableiter oder das Dienstmädchen.«

Nicht unterkriegen lassen wollte sich Linda auch vom strengen Reglement der Anstalt: immer freundlich und angepaßt. »Manche der Wärterinnen – ich nenne sie bewußt so – warten nur darauf, dich anschwärzen zu können.«

Mit der Zeit und der zunehmenden Gewöhnung an ihre neue Umgebung kam die sexuelle Lust wieder. »Hier läuft unglaublich viel, mindestens jede zweite hat eine lesbische Beziehung. Kaum eine, weil sie wirklich auf Frauen steht. Aber sonst bleibt uns ja nichts«, sagt Linda und auch, daß sie es fast bedauert, so auf Männer und Hetero-Sex »eingefahren zu sein«, daß sie es bislang einfach nicht über sich gebracht hat, Verkehr mit einer anderen Frau zu haben.

»Wenn sie mich befriedigen würde, das ginge ja noch«, sinniert sie, »aber ich bei ihr? Im Leben nicht, tut mir leid!« Was ihr bleibt, sind »Erinnerungen und wilde Pläne«, meint sie lachend. »Ich habe schon diverse Brieffreundschaften begonnen, mit Männern, versteht sich, und bald kommt ein längerer Hafturlaub ... Nein, im Ernst: Es ist traurig und bitter. Ich habe gehört, woanders, also in anderen Anstalten, gibt es schon so etwas wie Liebeszellen, in Bayern bestimmt nie. Aber das wäre doch schon ein Anfang. Ich meine, es ist doch unmenschlich so und entwürdigend, daß man quasi zum Lesbensein gezwungen wird oder einsam in der Zelle verkümmern und vertrocknen muß.«

Ja, sie befriedigt sich selbst, bekennt Linda freimütig. »Das schlimme daran ist aber, daß es einen so bitteren Beigeschmack bekommen hat. Ich habe schon als Zwölfjährige onaniert, da habe ich mir die Hefte meines älteren Bruders angesehen, billige Pornos, nehme ich an, aber da war schon einiges zu sehen. Und mich haben sie dazu verleitet, es selbst zu probieren. Ich fand Selbstbefriedigung immer toll, habe sie regelmäßig betrieben. Es war jedesmal wie ein kleines Fest, auch noch, als ich verheiratet war. Das war so wie ein Besuch bei der Kosmetikerin, verbunden mit einem schönen Bad, viel Ruhe und Lust an mir und meinem Körper. Ich habe es mir gutgehen lassen, und die sexuelle Befriedigung und die Entspannung gehörten ganz einfach zum Programm. Nach meiner Scheidung hatte ich eine Zeitlang einen Freund, den hat es mächtig angetörnt, daß ich es so gut konnte mit mir selbst, und er hat mir unheimlich gerne zugesehen, sozusagen als Vorspiel zu unserem Vorspiel. Am schönsten waren dabei meine Phantasien: Ich stellte mir vor, ich hätte einen Diener oder einen wunderschönen Liebhaber, und der ließ mir ein Bad ein oder rieb mich mit Lotion ein, der streichelte mich von einem Höhepunkt zum nächsten und sagte mir dabei tolle Dinge ins Ohr. Ich war die Königin in meinen Träumen und vergaß, daß es meine eigenen Hände waren.«

Seit sie inhaftiert ist, hat Linda solche Phantasievorstellungen nicht mehr. Die Selbstbefriedigung verkümmerte bei ihr zum technischen Akt. »Ein Bedürfnis, das ich befriedigen muß, so schnell und so gut es eben geht. Mehr ist es nicht mehr«, sagt sie, »denn alles andere würde mir zu weh tun, würde mir danach zu sehr bewußt machen, in welch schlimmer Lage ich mich befinde.«

»Allein, im Knast und vorher die begehrte Königin, nein, das halte ich nicht aus. Schöne Träume ade, das Erwachen wäre zu grausam ...«

8. KAPITEL

Masturbation – more joy of sex

»Eines der wichtigsten Dinge, das jeder sexuell Erfahrene tun kann«, so Alex Comfort in »More Joy of Sex«, »ist die Neubewertung der Masturbation.«

»Setzen Sie sich nackt hin und möglichst vor einen Spiegel«, fordert der Autor seine Leserschaft auf, »und probieren Sie an sich Dinge, die sie noch nie probiert haben: Es kommt nur darauf an, sich zu erfreuen und zugleich mehr über die Reaktionen zu lernen, derer man fähig ist.«

Nach Meinung von Alex Comfort ist die Selbstbefriedigung eine einzigartige Möglichkeit und Chance, nämlich »eine Praxis der Liebesbetätigung mit unbegrenzten Möglichkeiten ... Liebende«, schreibt Comfort, »sollten einander nicht nur masturbieren, sondern einander auch beim Masturbieren zusehen, zur Steigerung der Erregung, aber auch als Anleitung ... Denn die Orgasmusfähigkeit einer Frau«, schließt er, »hängt ganz entscheidend davon ab, inwieweit sie mit der Masturbation gelernt hat, zum Orgasmus zu kommen.«

Toys – Spielzeuge für mehr Lust

Brigitte, 27, wollte es endlich wissen: Ihren ersten Besuch in einem Sexshop schildert sie auf den folgenden Seiten.

Dazu eine Aufzählung der gängigsten und aufregendsten Hilfsmittel für die Lust allein.

Erlaubt ist, was gefällt.

Und gefallen kann einem eine ganze Menge auf dem Sektor »Spielzeuge für die Lust«.

Ein Einkaufsbummel durch die Sex-Shops der Stadt läßt einem, hat man die Scham erst einmal erfolgreich überwunden, schnell das Wasser im Munde zusammenlaufen.

Auf geht's zur Entdeckung der lustvollen Hilfsmöglichkeiten. An der Seite einer erfahrenen Freundin und Onanistin immerhin. Heute will ich es wissen, lange genug habe ich es mir nur vorgestellt. Das Erotik-Kaufhaus ist unser Ziel.

Also, schwungvoll die Treppen zum lüsternen Paradies hinauf und rein ins Vergnügen. Gedämpfte Musik, freundliche Atmosphäre, das Licht ein wenig zu hell für meinen Geschmack, aber man will ja schließlich auch gucken.

Dildos in allen Größen ragen mir verführerisch entgegen. Meine Freundin Claire, wie gesagt, eine überzeugte Onanistin und firm in Sachen Luststeigerung, wird ganz nervös. »Guck dir mal das Ding da an, du meine Güte!«

Das Ding da ist ein riesiges männliches Glied aus Gummi, mit einem kleinen abgespaltenen kürzeren und dünneren Zweig. »Doppelt hält besser, einen für hinten, den anderen für vorne«, erklärt mir Claire, die über mein erstauntes Gesicht lachen muß, und fügt hinzu:

»Den hätte ich aber lieber elektrisch.«

Ich bin von der Fülle des Angebots zunächst total überfordert. Bunte Schachteln mit noch bunteren Pillen, die den multiplen Dauerorgasmus versprechen. Frauenköpfe aus gefühlsechtem Gummi, was immer das auch soll, die mich – ob blond, rot oder schwarzhaarig – allesamt anstarren und deren Münder erwartungsfroh aufgerissen sind. Eine – für mich unverständliche – Einladung an des männliche Glied.

Aber hier geht es ja um die weibliche Befriedigung. Ah! Liebeskugeln. »Der Hammer«, weiß meine Freundin. »Damit habe ich den Geburtstag meiner Schwiegermutter hinter mich gebracht. Das war die Show. Die Anwendung ist so einfach wie die Kugeln selbst. Zwei sind es, gleichgroß, durch einen kurzen Faden miteinander verbunden. Das Geheimnis steckt im Inneren«, flüstert meine Begleiterin, »da ist noch eine kleinere Kugel drin, und die schwingt dann so schön bei jeder Bewegung. Mußt du probieren, merkt keiner, aber du!«

Schon vorgemerkt, aber erst einmal will ich noch in Ruhe weiterschauen. Ah, die sündigen Schriften. Vor dem bunten, prall gefüllten Regal sehe ich nur Männerrücken. Ihre Besitzer blättern wild, treten aufgeregt von einem Bein aufs andere. Wie gut, daß die Video-Solo-Kabine mit 42 Programmen – die Minute für nur drei Mark – gleich daneben eine schnelle Erlösung verspricht. 42 Programme, wie soll denn das gehen? frage ich mich.

Die Hefte lassen keine Wünsche offen: Lolitas mit Zöpfen und unschuldigem, aber doch lüsternem Blick, Nabukov läßt grüßen. Schwarze pralle Brüste, mit weißer »Sahne«, frisch aus der Quelle garniert. Der flotte Dreier, Vierer, Fünfer, ein Wunder, daß die alle aufs Titelblatt gepaßt haben, Schwänze und Mösen auf-, über- und durcheinander – und immer die verklärt-entrückten Gesichter.

»Riesenschwänze«, meine Freundin greift zu. »Guck dir das an, das kann doch nicht echt sein, so lang!«

»Ja, ja, schon gut«, sage ich betreten und mustere fassungslos einen Bildband mit schwangeren Frauen, die es mit zwei Männern treiben, und das augenscheinlich kurz vor der Entbindung.

»Geile Milcheuter« warten ein Fotoband daneben darauf, abgemolken zu werden. Mich schüttelt es. Nix für mich.

Auf zur Filmabteilung. »Ganz privat«, lockt das Cover einer Videokassette und dazu: »Wir zeigen alles!«

Ein Schwarzer mit Riesenschwanz sieht mich vom nächsten Cover verlockend an, »Bizarr & pervers« lautet der verheißungsvolle Titel des Filmes. Naja, zunächst mal weitersehen ...

Massagegeräte erwarten mich am nächsten Stand. Meine Freundin läßt sich derweil Strümpfe und Strapse zeigen, weiß der Himmel, wen sie damit verführen will.

Die Massagestäbe machen mich an. Die schlichte Ausführung gibt es mit vielerlei Aufsätzen: Noppen zum Beispiel oder fein nachgebildeten Härchen. Man – und vor allen Dingen frau – kann sich sicher vorstellen, wie sich das anfühlt, wenn es noch stufenlos verstellbar und batteriebetrieben ist.

Die nächste Abteilung sieht weniger einladend aus, verspricht aber wirkungsvolle Hilfe bei Sexproblemen aller Art. Die neue Gleitmittelgeneration preist sich an. Allen voran denen unter uns Weiblein, denen die Lust bzw. die Feuchtigkeit ein wenig abhanden gekommen ist.

»Der totale Frauenscharfmacher« steht auf einer Salbenpackung *(das steht da wirklich!)* – »Clitorissex bringt jede auf 180 ...«

Daneben die Verzögerungs-Sprühlösung *(wie praktisch)* für den immer zu schnellen Mann. Na, immerhin, auch die Dreißig-Minuten-Creme von Penisex verheißt Dauerstand für schlaffe Zeitgenossen. Zusammen mit den dargebotenen Kraft- und Potenzdragees bestimmt der turbo-sichere Effekt.

Eine kleine rote Tube fasziniert mich am meisten: Kitzlerglück. Macht Zartes noch zarter *(wow!)*, Empfindsames noch empfindsamer. Mir wird ganz anders.

In der hintersten Ecke des Erotik-Warenhauses geht es dann wirklich zur Sache: Brust-Pumpe, extra stark und saugfähig, Brustklammern, Klistiergeräte, vollelektrisch, fernöstliches Rhythmuskissen für Fortgeschrittene und die Leckmaschine für Genießer. Das alles gibt es wirklich.

Meine Freundin steht am Eingang, wedelt ungeduldig mit ihrer Tüte. »Strümpfe«, lacht sie, »sonst nichts.«

Ich würde am liebsten noch einmal ganz alleine – in aller Ruhe – durch den Shop gehen, alles ansehen, befühlen, probieren. Aber irgendwas will auch ich jetzt kaufen. Ohne irgendwas gekauft zu haben, verlaß ich den Laden nicht. Die Leckmaschine? Nee, zu peinlich, obwohl … Das Kitzler-Glück, oder doch einen Film, aber welchen? Unvermittelt lande ich am Scherzartikelstand, den ich bis dahin völlig übersehen hatte: Penisanhänger, wabernde Weichgummibrüste, einzeln, versteht sich, ein Riesenschwanz zum Aufblasen, eine Spritzpistole – in welcher Form, kann sich jeder denken – und grell leuchtende Kondome mit Musikeinlage. Sachen gibt's …

Ein sehnsuchtsvoller Blick zu den Massagestäben mit den vielen reizvollen Aufsätzen. Na, komm schon, gib dir einen Ruck, trau dich. Was ist schon dabei, red' ich mir zu und ein.

»Kann ich Ihnen helfen?« fragt der Verkäufer freundlich, der meine Not erkennt.

Ich bring' es nicht, ich versage kläglich, ich sehe es ein: »Die Spritzpistole«, sage ich schwach, »ein Geschenk …« Und blutrot im Gesicht verlasse ich Minuten später den Tempel grenzenloser Lustspiele. Das nächste Mal ganz bestimmt …

Die gängigsten Utensilien für die Lust allein

An- und aufregende Bücher für die schönsten Lust-Solo-Stunden!

»Atlas neuer Lusthilfsmittel«

Der neue Atlas zeigt und beschreibt verschiedene Sex-Hilfsmittel, darunter sehr viele Neuigkeiten. (Odörfer Verlag, 160 Seiten)

»Die sexuellen Phantasien der Frauen« von Nancy Friday – Alles was Frauen anmacht – ein hocherotischer Lesegenuß.

»Die Memoiren einer Sängerin« (rororo).

»... und mein Verlangen ist grenzenlos« von Lonnie Barbach/Erotische Erzählungen für Frauen (Ullstein).

»Scharlachrote Nächte« von Juan Muntaner (rororo).

Hilfsmittel-Toys aus dem Sex-Shop zur Steigerung der weiblichen Lust

Vibratoren – in allen Größen erhältlich, batteriebetrieben, mit verschiedenen Geschwindigkeitsstufen. Zur Stimulierung beispielsweise der Brustwarzen, der Klitoris oder zum Einführen in die Vagina. Mit unterschiedlichen Aufsätzen, aufregend kombinierbar. Zum Beispiel mit Noppen, Fell, Haaren, Rillen, Ringen etc.

Liebeskugeln oder auch japanische Kugeln: zwei Kugeln, aus Plastik oder auch Metall, im besonderen Fall aus Gold. Die gleich großen Kugeln sind durch eine kurze Schnur miteinander verbunden und werden in die Vagina eingeführt. *(Keine Angst, man kriegt sie mühelos wieder raus).* Durch das Aneinanderstoßen der Kugeln entsteht eine leichte Vibration, die sehr aufregend wirken kann. Als Sonderausstattung gibt es Kugeln mit integriertem Vibrator *(nervt, weil es immer summt und die Batterie mitgeschleppt werden muß!)* oder auch Kugeln, in denen sich noch kleinere Kugeln befinden, was den sexuellen Reiz steigern soll.

Kunstpenisse – meist mit integrierten Vibratoren: Kunstglieder gibt es in allen nur erdenklichen Formen – und vor allem Größen. Sie werden in die Vagina eingeführt. Zu den unterschiedlichen Ausführungen gehören u. a.: Kunstglieder mit Stacheln, mit Noppen am Schaft, mit Sauger, mit G-Punkt-Multi-Speed-Vibrator, gerillt usw. Dazu kommen Anal-Vibratoren, Anal-Finger mit Vibratoren. Über diese sogenannten Kunstglieder kann man auch noch Kondome mit unterschiedlichen Zusätzen streifen.

Anal-Stöpsel mit Vibrator aus Gummi: Wird in den After eingeführt und wirkt bei gleichzeitiger Stimulation der Klitoris ungemein luststeigernd.

Saugpumpen für Brüste oder Vagina: bewirken ein Anschwellen des Intimbereichs bzw. der Brüste durch Saugen und dadurch eine deutliche Luststeigerung.

9. KAPITEL

Selbstbefriedigung & Phantasie

Was stellen sich Frauen vor, wenn sie sich selbst befriedigen?

Warum wird der Ehemann in ihren Vorstellungen zum coolen Macho, sie selbst aber zum vulgären Vamp?

Selbstbefriedigung ohne Phantasie ist eigentlich undenkbar. Masturbation braucht die Phantasie, denn ohne sie bliebe sie unweigerlich auf den technischen Ablauf reduziert.

Bei den meisten Frauen fallen Masturbation und erste sexuelle Phantasien zusammen. Interessanterweise haben die meisten sexuellen Vorstellungen während der Masturbation wenig mit dem aktiven Sex zu tun. Das heißt: Die wenigsten Frauen stellen sich, während sie sich selbst befriedigen, ihren eigenen Ehemann oder Partner als Sex-Gefährten vor. Auch bei der Wahl ihrer Praktiken sind Frauen in ihren Träumen sehr viel mutiger und extremer als in der Realität. Als anregend empfinden viele Frauen die Vorstellung, von mehreren Händen langsam gestreichelt und zum Höhepunkt gebracht zu werden. Häufig bleiben die Männer in ihren Vorstellungen gesichtslos, weil sie sich so besser auf das Wesentliche konzentrieren können: die Hand, die streichelt, die Zunge, die leckt, und so weiter. Häufig kommen auch Phantasien vor, die auf den ersten Blick gar nichts mit Sex zu tun haben, beispielsweise die, nackt auf einem Pferd zu reiten oder vor einer großen Menschenmenge verschleiert zu tanzen.

Die Erfindungsgabe der Frauen hinsichtlich ihrer Phantasien und Hilfsmittel bei der Masturbation ist grenzenlos. Die Hilfsmittel reichen vom Finger, dem künstlichen Penis, über Vibratoren, Staubsaugerschläuche, elektrische Zahnbürsten, Haarbürsten, Massageschläuche, Gurken, Kerzen, Bananen bis hin zu Wasser, Federn und Schwämmen.

Die Phantasien der Frauen während der Selbstbefriedigung sind weitschweifend. Während dem Mann zur Steigerung seiner Lust oft schon die Vorstellung eines knackigen Frauen-Hinterns genügt, spielen für Frauen Kleinigkeiten oft die bedeutendere Rolle. Ein ganzer Film spult sich hinter den geschlossenen Augenlidern der masturbierenden Frauen ab.

Simone, 33, ledig, erzählt: »Ich stelle mir vor, in der Konferenz neben dem Art-director zu sitzen. Alle debattieren, es herrscht eine aufgeregte, gespannte Stimmung. Der Raum ist verraucht, was ich eigentlich hasse. Ich trage mein graues Kleid und Strümpfe darunter. Meine Beine kleben an dem Lederstuhl, weil es so heiß und stickig ist. Plötzlich spüre ich die Hand des Art-directors auf meinem Knie. Dabei beachtet er mich überhaupt nicht, sondern diskutiert mit dem Creative-director über eine geplante Kampagne. Während er das tut, schieben sich seine Hände unter mein Kleid, bis zum Rand meiner Strümpfe. Ich bin starr, irgendwie entsetzt, aber ich sage kein Wort, sondern lächle der Juniortexterin am Tischende zu. Die Finger des AD haben sich inzwischen durch mein Höschen geschoben und spielen an meinen Schamlippen herum. Ich atme schwerer, er bleibt völlig cool und desinteressiert, blättert mit seiner freien rechten Hand seine Mappe durch, stellt Fragen, trinkt aus seinem Glas. Ich glaube, stöhnen zu müssen, als seine Finger immer schneller um meine Klitoris kreisen. Die Luft wird knapp, der Rauch immer stärker, und die Stimmen der Kollegen höre ich kaum noch. Nur ein unbestimmtes Schwirren in meinem Kopf.

Ich spreize die Beine, so weit ich kann, bin kurz davor, bettle innerlich um mehr, mein Mund öffnet sich zu einem unhörbaren Schrei. Da! Jemand stellt mir eine Frage. Bitte? Ich kann Sie nicht verstehen. Alle Blicke richten sich auf mich. Der Art-director hustet keinesfalls verlegen, sondern richtet ebenfalls interessiert den Blick auf mich. In diesem Augenblick kommt es mir. Ich versinke gleichermaßen vor Scham und Lust, vor Entsetzen und Glück, reibe mein nacktes Fleisch auf dem kalten Leder ...

Bei jeder Konferenz bin ich fürchterlich erregt, weil mir dabei sofort meine Phantasie einfällt.«

»Wenn ich mich selbst befriedige«, berichtet Anke, 22, verlobt, »stelle ich mir immer vor, ich wäre zur Untersuchung beim Arzt. Und zwar ist es eine Art Frauenarztpraxis, die aber nichts mit der zu tun hat, die ich ab und zu aufsuche. Auch handelt es sich nicht um meinen wirklichen Frauenarzt. Eigentlich hat der Arzt in meiner

Masturbationsphantasie gar kein Gesicht. Aber irgendwie weiß ich, daß es ein Mann ist. Ich liege nackt auf einem Untersuchungsstuhl, meine Beine sind weit gespreizt und auf ausschwenkbaren Beinstützen festgeschnallt. Ich habe die Augen geschlossen, höre aber, daß mehrere Menschen im Zimmer sind. Vier oder fünf. Auch Frauen sind darunter. Die Stimme des Arztes ist kühl, und im Befehlston fordert er Dinge an, die er für meine Untersuchung braucht. ›Scheidenspreizer.‹ Ein klirrendes Geräusch, und dann fühle ich, wie das kalte Metall in mich eindringt. Das regt mich unglaublich auf. ›Spiegel‹, fordert er. Und ich fühle einen kleinen runden Gegenstand an meinen Schamlippen. ›Handschuhe‹, will er als nächstes, und dann spüre ich seine gummiüberzogenen Finger, die meine Schamlippen auseinanderziehen. ›Salmiaktinktur‹, mit einem Stäbchen bestreicht er meine inneren Schamlippen, dann zieht er das Spreizgerät aus meiner Vagina. ›Meßgerät‹, ›Elektroden‹, höre ich.

Dann richtet er sich zum ersten Mal ganz bewußt an mich: ›So, jetzt wird es etwas unangenehm werden, aber wir brauchen die Meßwerte.‹ Ich nicke ergeben, spüre, wie ein Gurt um meine Hüften gezogen wird, der mich weitestgehend bewegungsunfähig macht, dann werden mehrere Elektroden an meinen inneren Schamlippen befestigt. Die Klammern drücken in das empfindliche Fleisch, aber es entsteht kein wirklicher Schmerz, nur eben ein gewisses Druckgefühl. Danach ein surrendes Geräusch. Gleichmäßige Schwingungen reizen meine Schamlippen und dann meine Klitoris. Er gibt Werte weiter, die ich nicht verstehen kann, irgendwelche Zahlen, zwischendurch will er weiterhin Spiegel oder andere Gegenstände, aber sehr bald komme ich mit wahnsinnigen Zuckungen zum Orgasmus.

In Wirklichkeit macht mir der Besuch beim Frauenarzt überhaupt keine Lust. Ich benutze beim Onanieren einen Vibrator, den ich allerdings nicht einführe. Ich reize nur meine Klitoris damit.«

»Ich habe seit meiner Jugend immer die gleiche Phantasie, wenn ich onaniere«, sagt Heidi, 34. »Es geht dabei um einen Mann, den ich nur ein einziges Mal auf der Straße gesehen habe, als ich ungefähr 13 Jahre alt war. Er war sehr groß, trug schwarze, enganliegende Hosen und ein schwarzes Hemd. Am meisten haben mich sein silberner Gürtel und die dicken Adern fasziniert, die man an seinen Unterarmen erkennen konnte. Das Gesicht verschwimmt inzwischen in meiner Erinnerung, aber es war ein sehr markantes, fast schon hartes Gesicht, obwohl ich mich erinnere, daß er sehr schmale, sensible Lippen hatte.

Ich stelle mir beim Masturbieren Sex in allen Variationen mit ihm vor. Aber das Wichtigste ist das Vorher. Ich sehe uns in einem Restaurant sitzen. Es ist ein sehr feines, und wir haben ein mehrgängiges Menü bestellt, das jetzt aufgetragen wird. Er, also mein Begleiter, ist sehr höflich, gießt mir immer Wein nach, sobald mein Glas leer ist, und ich sehe seine mächtigen Adern dabei hervortreten. Ich höre ihm zu, wenn er spricht, und doch wieder nicht, weil ich völlig hin und weg bin von seinen schmalen Lippen. Außerdem hat er so einen Duft an sich. Sehr männlich, ein bißchen herb. Betörend jedenfalls. Manchmal lächelt er mich an. Aber alles in allem wirkt er ungeheuer distanziert und zeigt keinerlei eindeutiges Interesse an mir. Ich dagegen vergehe nach einiger Zeit vor Gier nach ihm und stelle mir während des ganzen langen Essens vor, wie es wäre, ihn zu berühren oder von ihm berührt zu werden. Das geht so weit, daß ich es kaum mehr aushalte.

Ich möchte die Teller vom Tisch fegen, mich an ihn pressen, meinen Mund auf seine sensiblen Lippen drücken. Er merkt nichts von alldem, ißt genußvoll, trinkt langsam, und ich weiß überhaupt nicht, woran ich bin, weiß allerdings, daß ich durchdrehe, wenn er mich nicht bald, sehr bald berührt.

Meistens kommt es mir schon, wenn ich mir eine ziemliche Weile vorgestellt habe, wie es wäre, mit ihm in diesem Restaurant zu sitzen, da ich es mir aber immer zwei- bis dreimal mache, spinne ich die Geschichte trotzdem weiter. Als wir das Restaurant verlassen, schmiege ich mich – wie zufällig – nah an ihn. Er tritt sofort einen Schritt zurück und lächelt mich freundlich an. Alles in Ordnung. Auf der Straße wiederholt sich das. Ein Meter Sicherheitsabstand, und ich vergehe vor Lust und Gier. Wir fahren zu mir. Ich erfinde während der Fahrt tausend Gründe, weshalb er nun – zumindest kurz – mit nach oben kommen müsse, und nenne den banalsten: Ich hätte immer Angst, weil einmal ein Einbrecher dagewesen sei, und ob er kurz, nur kurz ... Er lächelt wieder, irgendwie spöttisch. ›Einbrecher also?‹ fragt er leise und zieht eine Augenbraue hoch. Ich werde schamrot. Zwischen meinen Beinen droht eine Explosion. Er steigt hinter mir die Treppen hinauf, langsam, lächelnd. Ich öffne die Tür, lasse ihn vorgehen, wegen der Einbrecher ... Er schaut in jedes Zimmer, kommt dann in den Flur zur Tür zurück. Tu was, schreit es in mir. Gleich ist er weg. ›Also‹, sage ich und komme nicht weiter. ›Feigling‹, meint er lächelnd. Er steht genau vor mir, ich kann seinen Atem spüren, sein Geruch dringt in mich ein und macht mich fast besinnungslos. Bitte, flehe ich, Gott sei Dank, nicht laut. Ganz langsam legt er seinen rechten Arm um meinen Hals, biegt ihn ein wenig nach hinten, und seine wunderbaren Lippen nähern sich. Und dann küßt er mich, wie noch nie ein Mann mich geküßt hat, und wir haben – noch im Flur – den wahnsinnigsten Sex aller Zeiten ...«

Jaqueline, 44, geschieden, liebt es dagegen romantisch: »Bei meinem Mann komme ich da leider zu kurz«, schreibt sie, »er ist ein Arbeitstier, erfolgsorientiert in jeder Beziehung, also auch im Bett, bei unserem Sex. Hauptsache, er kann zeigen, wie gut er es kann und – vor allen Dingen – wie lange er es kann. Dabei gefällt mir das Vorher, die zärtliche Verführung also, sehr viel besser als der eigentliche Akt. Ich will ihn aber nicht ständig darum bitten müssen, weil ich das Gefühl nicht ertragen könnte, daß er es nur mir zuliebe tut und nicht, weil es ihm gefällt. Deshalb lasse ich es mir dann und wann selbst gutgehen und träume mich in eine Welt voller Romantik und Zärtlichkeit. Ich sehe mich dabei in einem Schloß oder altem Herrenhaus. Alles ist wunderbar ausgestattet, die Zimmer mit samtenen Vorhängen, seidener Bettwäsche, natürlich einem Himmelbett, und ich trage eines von diesen Barockkleidern mit weiten Ärmeln, die vorn unter der Brust zugeknöpft werden.

Ein bißchen sieht das Zimmer, in dem ich vor einem

Frisiertisch sitze, aus wie in Hitchcocks ›Rebecca‹. Jedenfalls sitze ich da und bürste mein Haar. Ein Mann tritt hinter mich. Gutaussehend ist er und sehr gut gekleidet. Ein englischer Adelsmann, so muß man ihn sich vorstellen. Unsere beiden Gesichter sind im Spiegel zu sehen, seines über meinem. Er sieht mich im Spiegel an und sagt mir, daß ich wunderschön sei. Dabei fährt er unheimlich sanft über mein Haar. Ich lächle in den Spiegel zu seinem Gesicht hinauf, und er legt seine Hände sehr, sehr sanft auf meine Schultern.

Eine Weile sitzen wir einfach so da, und ich genieße diesen Augenblick. Dann beugt er seinen Kopf zu meinem Nacken herunter und beginnt mich zärtlich und weich zu küssen. Lange, sehr, sehr lange tut er das.

Jede Spannung löst sich in mir, alles fühlt sich wunderbar zart und fließend an. Dann und wann unterbricht er seine Liebkosung und sieht mich wieder liebevoll und verliebt im Spiegel an. Ich bleibe einfach weiter sitzen, als seine Hände schließlich von meinem Nacken weg, den Rücken hinunter wandern, sanft und zart meine Wirbelsäule entlangstreichen. Dabei küßt er meine Ohren, erst das rechte, dann das linke, umkreist ganz leicht mit seiner Zunge meine Ohrläppchen. Ich sinke dahin, innerlich wohlgemerkt, fühle mich ganz schwach und stehe schwankend auf, als er mich bittet, ihm zum Bett zu folgen.

Wir stehen voreinander, und ich genieße es, daß er um so vieles größer ist als ich. Wieder legt er seine Hände sanft auf meine Schultern und küßt mein ganzes Gesicht, und ich taumle vor Erregung in seine Arme. Unendlich langsam, mit vielen Liebkosungen beginnt er zunächst die Schleifen meines Kleides zu lösen, hält dann inne, sieht mich an und küßt mich wieder und wieder. Nach einer beglückenden Ewigkeit stehe ich nackt vor ihm, und er betrachtet mich voller Stolz und Begierde. ›Du bist schön‹, sagt er immer wieder, ›ich bete dich an.‹ Und dann trägt er mich aufs Bett. Meine erhitzte Haut empfindet die kühlende Seide als äußerst wohltuend. Er kennt nur meine Lust und meine Befriedigung. Virtuos liebkost er jeden Zentimeter meines Körpers, und ich ströme ihm entgegen. ›Bist du glücklich, meine Schöne?‹ fragt er immer wieder und sieht mich mit so zärtlichen Blicken an, daß ich weinen könnte vor Glück.

Endlich, als ich es schon bald nicht mehr aushalte, zieht er sich selbst aus. Er sieht mich dabei unentwegt an, und schließlich beugt er sich über mich und dringt langsam und behutsam in mich ein. Ich spüre ihn in meinem ganzen Körper. Ich fühle mich ausgefüllt von ihm und wünsche mir dabei, daß dieses Gefühl nie wieder vorbeigehen möge. Als wir schließlich zusammen zum Orgasmus kommen, flüstert er im Augenblick seiner höchsten Erregung und gleichzeitiger Erlösung weitere wunderschöne Liebeserklärungen in mein Ohr, und ich bin so glücklich und so ganz und gar befriedigt, wie ich es niemals für möglich gehalten hätte.«

Sabrina, 25, hat eigentlich nur eine einzige Phantasie. »Keine Geschichte oder so was«, sagt sie, »es ist eigentlich nur so, daß ich mir vorstelle, wie es wäre, wenn mein Freund Gregor mich oral befriedigen würde. Das macht er nämlich in Wirklichkeit nicht. In meiner Phantasie aber kniet er sich zwischen meine weit geöffneten

Schenkel und gräbt seinen Kopf in meine Scham. Mal sanft, mal hart, mal langsam, mal sehr schnell, verwöhnt er mich dann mit seiner Zunge. Und das so lange, bis ich zum Orgasmus komme. Diese Vorstellung macht mich ungemein an.«

Erika, 32, verheiratet, träumt vom flotten Dreier. »Mit wechselnder Besetzung«, schreibt sie, »mal bin ich die einzige Frau mit zwei äußerst phantasievollen Männern, mal stelle ich mir eine zweite Frau vor, mit der ich meinen Mann nach allen Regeln der Kunst verführe. Die Männer stelle ich mir vor allem als unheimlich gut gebaut vor. Aber, was noch wichtiger ist: als ungemein einfallsreich. Bei der Frau stelle ich mir manchmal eine Freundin vor, die ich sehr attraktiv finde. In meinen Phantasien bin ich, wenn zwei Männer sich mit mir beschäftigen, natürlich total passiv und stehe ganz im Mittelpunkt. Diese Phantasie habe ich eigentlich sehr viel häufiger als die andere, weil ich es mir sehr aufregend vorstelle, von zwei Männern gleichzeitig geliebt zu werden. Ich brauche nichts zu tun, und die beiden lassen sich allerhand einfallen, um mich zu beglücken. Bei der anderen Phantasie bin ich aktiv – zusammen mit der anderen Frau. Dann legen wir uns ins Zeug, um die Erregung und Lust meines Mannes in die Höhe zu treiben. Schon seltsam, fällt mir jetzt gerade auf, aber in einer Zweierkombination kann ich mir gar keine aufregende Geschichte vorstellen. Sie kam in meinen Selbstbefriedigungsphantasien auch noch nie vor.«

10. KAPITEL

Mentale Selbstbefriedigung

oder Ehebruch als Hausaufgabe

Viele Frauen befriedigen sich selbst, auch wenn sie in einer Beziehung oder Ehe leben und regelmäßig Geschlechtsverkehr haben. In ihren Phantasien bekommt der jeweilige (Ehe)Partner – wenn er denn überhaupt auftaucht – eine andere Rolle und andere damit einhergehende Verhaltensweisen zugewiesen. Eine Rolle, die selten der Realität entspricht. Manche Frauen lassen ihren Partner in ihren Masturbationsphantasien leidenschaftlicher oder zärtlicher sein, andere lassen ihn Dinge sagen, die sie als anregend empfinden, oder stellen sich erotische Varianten vor, die sie in der Realität nicht auszusprechen wagten, geschweige denn auszuprobieren. Andere Frauen verwandeln sich selbst in ihren Phantasien, werden hemmungsloser, aktiver oder dominierender.

Elvira, 42, erzählt: »Ich masturbiere, seit ich 17 bin, und habe noch nie länger als einen Monat darauf verzichten mögen. Dazu ist meine Sehnsucht nach Zärtlichkeiten einfach zu groß. Und das ist auch das, was mir im Ehebett fehlt: die Zärtlichkeit. Nicht, daß mein Mann einer von denen wäre, die sich einfach auf die Frau rollen, dreimal rein und raus und dann zufrieden einschlafen. Er gibt sich schon wirklich Mühe, aber allein diese Tatsache verdirbt mir immer ein wenig die Lust.

In meiner Masturbationsphantasie aber gibt es für meinen Mann nichts Aufregenderes und Schöneres, als mich durch Zärtlichkeiten am ganzen Körper zu verwöhnen und immer wieder zum Orgasmus zu bringen. Dabei stelle ich mir auch vor, daß er mir Komplimente macht, verführerische Komplimente. Er sagt beispielsweise, wie schön meine Brüste seien, und nimmt sie dann in den Mund, küßt und leckt sie lange mit der Zunge. In meinen Phantasien stehe ich im Mittelpunkt des sexuellen Interesses, und alles dreht sich um meine Lust. Natürlich ist das in der Realität so nicht denkbar, doch mein Wunschtraum ist, daß wir den eigentlichen Akt weniger oft vollziehen oder zumindest nicht ausschließlich. Ich fände es unheimlich schön, wenn er erst mich durch Zärtlichkeiten soweit bringen würde und danach ich ihn oder umgekehrt. Das Wichtigste aber wäre, daß es ihm Spaß und Lust bereiten würde, mich zu verwöhnen, und eben nicht nur lästiges Pflichtprogramm.«

Silvia, 32, möchte gern ihre Hemmungen ablegen, sich selbst mehr in das sexuelle Geschehen mit ihrem Freund einbringen. »Während ich mich selbst befriedige – sehr oft mache ich das nicht, vielleicht so zwei-, dreimal pro Monat –, bin ich in meiner Phantasie eine *femme fatale*. Ich warte nicht – wie in Wirklichkeit – darauf, daß mein Mann, also mein Freund, das Zepter in die Hand nimmt, sondern bestimme selbst das Geschehen. Ich ziehe ihn aus, damit fängt es schon mal an, und dann lutsche ich seinen Schwanz, so daß er es kaum mehr erwarten kann, mit mir zu schlafen. Erst einmal aber mache ich mit meinen Verführungskünsten weiter und genieße dabei seine steigende Erregung und überschäumende Leidenschaft. Ich stelle mir auch vor, auf ihm zu reiten, so richtig wild, daß ihm Hören und Sehen vergeht, und dabei komme ich zu einem gewaltigen Orgasmus. Alles in allem kümmere ich mich jedoch mehr um meine eigene Lust, *obwohl* ich aktiv bin. Mein Freund ist eigentlich ein ganz toller Liebhaber, ich meine, er weiß, wo er mich wie streicheln muß, und ich komme auch oft zum Orgasmus. Aber ich muß eben darauf hoffen, daß er es tut, darauf warten, daß er Lust hat. Jedesmal, wenn ich mich selbst befriedigt habe, nehme ich mir vor, das nächste Mal, wenn ich mit meinem Freund ins Bett gehe, die Regie zu übernehmen. Aber er ist immer schneller, oder ich traue mich auch nicht richtig.«

»Wahrscheinlich bin ich verrückt«, sagt Annette, 28. »Ich habe den zärtlichsten Mann, den man sich vorstellen kann. Er ist gerade im Bett unglaublich rücksichtsvoll, streichelt mich sehr, sehr lange und flüstert mir dabei schöne Dinge ins Ohr. Ein Traum. Es kommt ihm wirklich darauf an, daß ich was davon habe und glücklich bin.

Und was mache ich? Beinahe jeden Tag, nachdem er das Haus verlassen hat – ich arbeite halbtags nachmittags –, lege ich mich aufs Bett, auf einen Berg von Kissen, den ich unter meinen Unterleib geschoben habe, und besorge es mir selbst mit einem sehr großen Dildo. So richtig hart und schnell. Und dabei stelle ich mir vor, wie mein Mann mir sagt: ›So, meine Liebe, jetzt wirst du gefickt, und wenn dir das nicht paßt, was kümmert es mich.‹ Immer wieder stößt er zu, härter und härter. Dann befiehlt er mir, mich umzudrehen, und nimmt mich auf gleiche Weise von hinten. Er ist dabei wirklich rücksichtslos, und es treibt mir fast die Tränen in die Augen, aber ich habe jedesmal bei dieser Vorstellung einen Höhepunkt, der mich zum Schreien bringt vor Glück. In Wirklichkeit könnte ich so ein Verhalten überhaupt nicht ertragen. Ich war vorher einmal mit einem ähnlich gearteten Mann zusammen und habe die Beziehung beendet, weil ich mir benutzt vorkam. Irgendwas stimmt wohl nicht ganz bei mir.«

Erfahrungsgemäß wollen die meisten Frauen die Phantasien, die sie während der Masturbation entwickeln, in der Realität nicht erleben. Die erotischen Phantasien dienen ihnen lediglich als Flucht in ein Land »der unbegrenzten Möglichkeiten« und damit als Ventil der eigenen Lust.

Einen Grenzbereich beschreiben all jene Vorstellungen, die eine Frau während des Verkehrs mit ihrem Sexualpartner ausspinnt, um sich dadurch mehr Lust zu verschaffen. Denn obwohl es sich dann um ein gemeinsames sexuelles Erlebnis handelt, vollzieht sich bei einigen Frauen doch zusätzlich eine Art von Selbstbefriedigung. Die Selbstbefriedigung im Kopf oder »mentale Masturbation«, wie eine betroffene Frau es ausdrückt. Als »mentale Ehebrecherin« würde sich zum Beispiel Maike, 34, bezeichnen.

»Manchmal schäme ich mich richtig. Denn es ist ja doch ein gewisser Betrug. Ich stöhne vor Lust, schreie, und mein Mann wertet das als Erfolg seiner Verführungskünste, während ich dabei an den anderen denke. Der andere ist ein Mann ohne Gesicht. Einer, der unersättlich ist, mit einem Riesending von Schwanz, der mich überall und ständig nehmen will. Ob im Supermarkt, im Wald oder im Auto, ständig kommt es über ihn, und er reißt mir die Kleider vom Leib, zwingt mich, mich nach vorne zu beugen, und stößt mir von hinten seinen mächtigen Schwanz in die Möse. Ich meine jedesmal, ich müßte platzen. Dazu kommt die Angst, jeden Augenblick entdeckt zu werden, und natürlich die Scham über das verruchte Treiben, die mich aber auch anmacht. Soweit also meine Vorstellung, während ich mit meinem arglosen Ehemann schlafe. Manchmal denke ich, ich sollte damit aufhören. Meistens dann, wenn ich danach in den Armen meines Mannes liege und er mir sagt, was für eine tolle Geliebte ich sei, so wild und leidenschaftlich. Und ich habe von einem Kerl mit Riesenschwanz geträumt ...«

Andrea, 37, seit 15 Jahren verheiratet, ist fast eine Ausnahme unter den Frauen, die ich befragte. Sie träumt während des Masturbierens von ihrem eigenen Mann. »Ich möchte keinen anderen Mann. Es regt mich auch nicht auf, an einen anderen zu denken. Dazu ist mein Ehemann ein viel zu guter Liebhaber, und außerdem ist er sehr phantasievoll. Ich möchte also auch keine neue Sexvariante. Das heißt, ich stelle mir, während ich mich selbst befriedige, eigentlich nur genau das vor, was bei uns auch in der Realität passiert. Die einzige Variante ist jedoch immer wieder, daß uns dabei Leute zusehen. Ich sehe sie in unserem Schlafzimmer stehen, Männer und Frauen – egal. Und sie schauen uns ganz genau zu, manche feuern uns sogar an. Oder ich erfinde, daß ein Film gedreht wird, während wir es tun. Wir sind quasi die Hauptdarsteller in einem Pornostreifen. Das regt mich ungeheuer auf. Ich habe übrigens die gleichen Phantasien, während ich mit meinem Mann schlafe. Wenn ich mich selbst befriedige, passiert das vor allen Dingen dann, wenn mein Mann beruflich unterwegs ist. Dann denke ich mir kleine Szenen aus, weil ich dann auch nicht durch meinen Mann und unser gemeinsames Treiben abgelenkt werde. Ich sehe dann die einzelnen Menschen, die Zuschauer also, genauer vor mir, höre das Klicken von Fotoapparaten oder das Surren von Videokameras. Ich weiß nicht, ob ich es tatsächlich erregend fände, vor Zuschauern Sex zu haben. Das werde ich wohl auch nie herausfinden können, weil mein Mann der Ansicht ist, unser Sexleben gehe nur uns beide an.«

Beinahe jede Frau, die sich während des Geschlechtsaktes mit ihrem Partner einen anderen Mann vorstellt, um ihre Lust zu steigern, hat dabei ein schlechtes Gewissen. Wenn er wüßte, denkt sie. Sie fühlt sich als Verräterin, überlegt, ob es keine tiefere Bedeutung haben muß, wenn sie beim Sex an einen anderen Mann denkt, zieht ihre Liebe zum Partner in Zweifel oder gar sich selbst.

»Alles Humbug und falsch anerzogene Moralblockaden«, sagt der Psychologe und Sexualtherapeut Hermann Wendt, »in vielen Sexualtherapien wird den Partnern die Hausaufgabe auferlegt, sich während des Geschlechtsaktes einen anderen Partner vorzustellen. Dadurch wird die erotische Phantasie ganz neu angestachelt, das eingefahrene Sexualverhalten kann im günstigsten Fall frischen Wind erfahren. Nach meiner Erfahrung jedenfalls kann der jeweilige Partner und das gemeinsame Sexleben sehr von diesem ›Ersatz-Ehebruch‹ profitieren.«

11. KAPITEL

Phantasie und Wirklichkeit

Die meisten der bisherigen Untersuchungen auf dem Gebiet der erotischen Phantasie, etwa von Nancy Friday oder Masters und Johnson, ergaben, daß Frauen in ihren (Masturbations-)Phantasien von sexuellen Formen und Variationen träumen, die sie in der Realität jedoch nicht umsetzen wollen. So kommt es beispielsweise vor, daß sich Frauen in ihrer Phantasie vorstellen, von mehreren Männern gleichzeitig geliebt zu werden, in der Realität hingegen jeder Art orgiastischen Vergnügens völlig abgeneigt sind. In manchen weiblichen Phantasievorstellungen werden aber auch tatsächliche Bedürfnisse zum Ausdruck gebracht, die in der sexuellen Realität keine Befriedigung finden. Das kann zum Beispiel dann zutreffen, wenn sich eine Frau, während sie sich selbst befriedigt, vorstellt, ihr Partner gehe zärtlicher, leidenschaftlicher, ausdauernder oder phantasievoller mit ihr um, oder selbst ein anderes als ihr »reales« Sexualverhalten zeigt.

Während meiner Recherchen zu diesem Buch bin ich auf einige Paare gestoßen, die mir, getrennt voneinander, von den erotischen Phantasien erzählten, die sie während der Masturbation oder des Geschlechtsverkehrs haben, die sie ihrem jeweiligen Partner in der Realität aber nie anzuvertrauen wagten.

Bei zwei Paaren stellte ich dabei die vollkommene Übereinstimmung der Phantasien fest. Da sie sie aber als

»geheim« behandelten und nie ausgesprochen hatten, hatte keiner von beiden eine Ahnung, wie nahe sie sich eigentlich waren. So stellte sich die Frau ständig vor, wie es wäre, selbst aktiv zu werden und vielerlei Stellungen auszuprobieren, während ihr Mann davon träumte, eine aktivere Partnerin zu haben, die wilde Stellungswechsel betreibt. Ihr tatsächliches Sexleben spielte sich dagegen – aus falschverstandener Rücksichtnahme aufeinander – nach immer demselben Schema ab: Sie passiv, er aktiv – und immer nur die Missionarsstellung.

Die heimlichen Masturbationsphantasien eines anderen Paares möchte ich an dieser Stelle ausführlicher aufzeichnen, nicht nur, weil ich sie für interessant halte, sondern auch in der Hoffnung, daß es für das genannte Paar vielleicht so möglich wird, einander ihre vollkommen deckungsgleichen, aber verheimlichten erotischen Wünsche zu offenbaren und sie endlich umzusetzen.

Sabine und Martin, beide 33, sind seit 7 Jahren verheiratet. Ihr Intimleben, so sagen sie beide übereinstimmend, ist äußerst befriedigend und findet in schöner Regelmäßigkeit statt. »Etwa zwei- bis dreimal in der Woche kommen wir abends auf dem Sofa ins Schmusen«, erzählt Sabine, »wenn wir beide Lust haben, und das ist meistens so, küssen wir uns dann immer heftiger und ziehen uns später gegenseitig unter Liebkosungen aus. Meistens nimmt Martin mich dann nach einer Weile an die Hand und führt mich ins Schlafzimmer. Er streichelt mich und ich ihn, er bringt mich mit dem Finger oder auch mit der Zunge zum Orgasmus, und ich massiere sein Glied. Für das Vorspiel läßt er sich wirklich viel Zeit. Ich habe auch nie das Gefühl gehabt, daß er es als lästige Pflicht empfindet. Es regt ihn vielmehr auf, und das gefällt mir gut.

Irgendwann dringt er dann in mich ein. Manchmal liege ich dabei auf dem Bauch, meistens aber auf dem Rücken. Er ist ein ausdauernder Liebhaber, also habe ich auch dabei noch meinen Spaß, und manchmal komme ich so nochmals zum Orgasmus. Auch danach ist es schön. Wir liegen uns in den Armen, küssen uns noch weiter, rauchen eine Zigarette zusammen, erzählen uns liebe Dinge. Es ist schön mit ihm.«

Zu schön?

In Sabines Phantasien jedenfalls ist weniger Platz für Harmonie. Leidenschaft pur erträumt sie sich, wann immer sie sich selbst befriedigt und manchmal sogar, wenn sie mit Martin schläft. »Wenn ich es mir selbst mache, und das passiert bestimmt jede Woche einmal, dann geht es dabei ziemlich derb zu. Ich sehe mich dabei auch nie im Ehebett, sondern an ganz anderen Plätzen, draußen irgendwo hinter einer Hecke, auf einem Parkplatz oder in einem Sexkino. Das ist der neueste Schauplatz des Geschehens. Ich bin dabei recht nuttig angezogen, also mit Strapsen, hochhackigen Schuhen und riesigem Ausschnitt. Und natürlich grell geschminkt. Ganz wichtig dabei ist mein vulgäres, nein, ordinäres Verhalten. Ich sage dem Mann – er ist übrigens gesichtslos, hat aber den Körper von Martin –, daß ich von ihm gefickt werden möchte, daß ich total geil auf ihn bin, irre geil, und ich es gleich nicht mehr aushalte. Wir sitzen in diesem Sexkino, in dem es dunkel ist und in dem noch andere Leute *(Männer!)* sitzen.

Er greift mir zwischen die Beine, kaum daß wir Platz genommen haben, und stößt mir wild seine Zunge zwischen die Zähne. Ich knöpfe seine Hose auf und hole seinen harten Schwanz heraus. Wir sind rasend vor Lust, stöhnen laut, und bald schon haben wir die Aufmerksamkeit aller anderen Besucher auf uns gelenkt. Das macht uns noch mehr an. Er holt meine Brüste aus dem Ausschnitt und saugt gierig an ihnen. Danach lutsche ich seinen Schwanz. Er stöhnt dabei: ›Du geiles Stück, na los, lutsch ihn, ja, lutsch ihn, so ist es schön, ja.‹ Dann zwingt er mich, auf ihm zu sitzen, und ich reite ihn, wobei ich ihm den Rücken zukehre und dabei auf die Leinwand starre, auf der sich ebenfalls ein Paar liebt. Er zieht mir die Arschbacken auseinander und stößt einen Finger in meinen After. Das bringt mich zur Raserei, meine Brüste schaukeln. Männeraugen starren mich an. Er hebt mich hoch, so daß ich gebeugt über der Lehne des Stuhls vor mir liege, und dringt in meinen Anus ein. Mir ist, als würde es mich zerreißen, und ich schreie laut. Die Schreie vermischen sich mit denen, die auf der Leinwand ausgestoßen werden, und ich höre, wie vereinzelt andere Kinobesucher aufstöhnen, die sich mit unverhohlenem Interesse dem Schauspiel zugewendet haben, das wir ihnen bieten. Er stößt so wild, daß die Lehne knarrt. Und alles geht sehr, sehr schnell. Dabei steckt er mehrere Finger in meine Möse und wirbelt darin herum. Dann läßt er von mir ab, bedeutet mir aber, über der Lehne liegen zu bleiben. Einige der anderen Kinobesucher haben sich inzwischen in die Reihe hinter uns gestellt und ihre Hosen geöffnet. Harte, rote, angeschwollene Glieder ragen ins Dunkel des Kinosaals. Er zieht meine Schenkel auseinander, so weit es geht, so daß ich den hinter uns Stehenden meinen wundgefickten Anus neben meiner vor Lust triefenden Möse präsentieren muß. Mehrfach stößt er mit seinem Zeigefinger erst in das obere, dann in das untere Loch, wobei ich jedesmal laut aufstöhne. Und endlich dringt er hart und unendlich tief in meine Möse ein und fickt mich mit schnellen Stößen, bis ich es nicht mehr aushalten kann und meinen Orgasmus laut in den Raum schreie: ›Ich komme, oh, du bist so gut, ich komme, ja, jetzt.‹ Und dabei spüre ich, wie sein Samen tief in mich hineingespritzt wird ...«

Martin davon erzählen? Sabine blickt zu Boden. »Unvorstellbar. Er schätzt an mir besonders mein kultiviertes Benehmen, und von Pornos hat er nie gesprochen. Ich glaube, er wäre zutiefst schockiert und angewidert, wenn ich ihm meine Phantasien erzählen würde.«

Da befindet sie sich allerdings im Irrtum. Martins erotische Phantasien sind denen seiner Frau nämlich sehr ähnlich. Er träumt seit langem davon, mit seiner Frau frivol auszugehen, es an öffentlichen Orten mit ihr zu treiben. Er wünscht sich sehnlichst, sie in Strapsen zu sehen und von ihr zu hören, wie aufregend sie den Sex mit ihm findet. Heimlich liest er Pornohefte, wagte aber bislang nicht, seiner Frau davon zu berichten.

»So was kommt für sie nicht in Frage, denn sie kommt aus ganz feinen Kreisen, und wenn ich jetzt damit herausrückte, würde sie das bestimmt entsetzen. Sie müßte ja glauben, daß mir der Sex mit ihr die ganze Zeit nicht wirklich gefallen hat. Also lasse ich es lieber, wie es ist. Ich leide ja nicht direkt darunter. Obwohl es schon überwältigend wäre, wenigstens ein bißchen davon in die Tat umzusetzen ...«

Unter die größten Irrtümer zum Thema Sexualität reiht der Sexualtherapeut Hermann Wendt unter anderem die Vorstellung der Männer ein, Frauen seien prüde: »Die meisten Männer suchen neben der Madonna auch die Hure im Bett, die auch schon mal Strümpfe, Strapse und Stöckelschuhe trägt und sich vulgär ausdrückt. Die meisten Frauen jedoch, so klagen die Männer, legen eine übertrieben prüde Moral an den Tag. Dagegen sprechen allerdings die Studien über erotische Phantasien von Frauen, bei denen es sich immerhin jede zweite Frau aufregend vorstellt, im Bett die Hure zu spielen.«

Masturbation – Einsamkeit und Eifersucht

Auf die Frage, ob es sie stören würde, wenn ihre Partnerin sich selbst befriedigt, antworten die meisten Männer mit einem entschiedenen »Nein«. Vor allem jüngere Männer bestätigen gern, daß ihrer Erfahrung nach Frauen, die sich selbst befriedigen, sexuell aktiver und genußfähiger wären, sich besser mit ihrem Körper auskennen würden und daher stärker zum partnerschaftlichen Glück in der Sexualität beitragen könnten.

Ein Großteil der älteren Männer (ab 45 Jahre) fühlte sich dagegen in der »Funktion« als Liebhaber hinterfragt, wenn er hören müßte, daß eine Frau masturbiert: »Wenn sie das nötig hat, dann habe ich als Liebhaber versagt.« Hinzu kam bei vielen – auch bei den jüngeren der befragten Männer – häufig eine unbestimmte Eifersucht. Sie fragten sich, an wen ihre Frauen wohl denken, wenn sie sich selbst befriedigen.

Die Gedanken sind frei – jeder weiß es, jeder nimmt es für sich in Anspruch – und doch: Wie läßt sich eheliche/partnerschaftliche Treue und Exklusivität mit der Tatsache vereinbaren, daß mehr als die Hälfte aller Frauen *(Männer sowieso ...)* während der Masturbation oder des Geschlechtsverkehrs an andere Partner denken?

»Ich empfinde es als Treuebruch, ja, auf gewisse Weise schon«, räumt Wolfgang, 42, verheiratet, ein. »Sie bringt sich durch den Gedanken bis zum Orgasmus, daß ein anderer Mann mit ihr schläft oder sonstige Dinge mit ihr treibt, die eigentlich mir vorbehalten sein sollten.«

Als etwas völlig anderes empfindet er die Vorstellung, sich gemeinsam(!) damit Lust zu verschaffen, einen erotischen Film anzusehen oder entsprechende Bücher zu lesen. »Da mündet das Ganze in *unserer* Lust und *unserem* gemeinsamen sexuellen Vergnügen.«

Manfred, 28, hingegen hat mit der Selbstbefriedigung seiner Freundin Maren, 25, keinerlei Probleme: »Wie könnte ich auch? Schließlich befriedige ich mich ja auch hin und wieder selbst.« Und genau deshalb weiß er auch, daß in der Phantasie so manches vor sich geht, was in der Realität gar nicht umsetzbar wäre. »Ich stelle mir da auch schon mal eine andere Frau vor, aber die fungiert dann als reines Lustobjekt, Hauptsache, sie hat einen guten Körper. Als Mensch interessiert mich diese Phantasiegestalt also gar nicht. Mit Maren hat das nichts zu tun. Den Sex mit ihr finde ich natürlich tausendmal geiler als meine Handarbeit.«

Maren schluckt, nickt dann aber doch: »Also, solange er sich keine Kommilitonin dabei vorstellt, finde ich es in Ordnung. Eigentlich will ich so was am liebsten auch gar nicht wissen. Bei mir geht es sowieso nur immer um irgendwelche Männer, die gar kein richtiges Gesicht haben und alterslos sind. Mich interessiert dann eigentlich nur, was sie gerade mit mir machen. Aber ehrlich gesagt: Meistens stelle ich mir Manfred dabei vor ...«

Erotische Phantasien sind etwas, das man gar nicht teilen kann, nicht einmal mitteilen, glaubt Rüdiger, 39. »Ich habe das lange Zeit selbst nicht geglaubt und deshalb immer versucht, meine damalige Freundin mit einzubeziehen. Wir lagen dann manchmal nebeneinander, onanierten und erzählten uns dabei, an was und wen wir gerade denken. Es ging schief. Ich konnte es nicht ertragen, daß sie mir immer wieder eine Eifersuchtsszene machte, weil in meiner Phantasie oft eine rundliche Blondine vorkam und sie selbst eher zierlich und rothaarig war. Inzwischen habe ich dazugelernt. Meine Phantasie ist ein einsames Paradies, eine Welt, zu der nur ich Zugang habe, und das ist auch gut so. Wenn man schon über seine Phantasien diskutieren und sie am Ende gar verteidigen muß, dann ist es bald aus mit der Freiheit und mit der Lust sowieso ...«

Anka, 49, befriedigt sich selbst, seit sie vor fünf Jahren ihren Mann verloren hat. »Ich hatte es aber auch während meiner Ehe einige Male getan.« Was und an wen sie dabei dachte? »An keinen bestimmten Mann, aber eben auch nicht an ihn. Ich habe ihm von der Selbstbefriedigung nichts erzählt, weil ich sicher war – und das bin ich auch heute noch –, daß er es nicht verstanden hätte. Er hätte geglaubt, er sei mir nicht gut genug. Und wahrscheinlich hätte ich dasselbe gedacht, wenn er mir von seiner Selbstbefriedigung erzählt hätte. Obwohl ich ziemlich sicher bin, daß er es getan hat. Sich selbst befriedigt, meine ich. Aber das sind Dinge, die man für sich behalten sollte. Man bleibt ja doch ein einzelner Mensch mit eigenen Gefühlen und Gedanken. Und die kann man nicht allesamt teilen. Heute kann ich sie sowieso nicht mehr teilen, und manchmal tut mir das sogar weh. Wenn ich mich selbst zum Orgasmus gebracht habe, liege ich allein in meinem viel zu großen Bett und möchte so gerne, wenigstens einfach so, im Arm eines Mannes liegen und seine Nähe spüren.

Es ist eben so: Wenn man ohne Partner ist und sich auch sonst nicht über erotische Geschichten austauschen kann, verarmt man immer mehr. In der Phantasie, meine ich. Man phantasiert im Kreis, denn die Phantasie erfährt ja keinerlei Bereicherung mehr, weil in der Realität nichts Sexuelles mehr passiert, das einen wieder anspornen könnte. Und deshalb ist es manchmal eine sehr traurige und einsame Angelegenheit ...«

»Nichts stimuliert uns so sehr wie unsere erotischen Phantasien«, schwärmen Andrea, 32, und ihr gleichaltriger Lebensgefährte Michael.

»Wir liegen oft im Bett, einfach so, und dann erzählt Andrea ihre Phantasien. Und ich mache die Augen zu und stelle mir alles vor und bin jedesmal sofort total aufgeregt«, erzählt Michael. »Was sich im Kopf dieser Frau so alles abspielt! Sie ist unglaublich phantasievoll und kreativ in ihrer Lust. Natürlich kommen da andere Männer vor, alles andere wäre doch unnatürlich und verkrampft. Und solange ich selbst auch vorkomme und vor allem ich es bin, der danach mit ihr schlafen darf, ist doch alles bestens, oder?«

»Klar«, sagt Andrea.

12. KAPITEL

Alles ist Erotik

oder
Die vollkommene Verführung

Die folgenden Geschichten sind auf den ersten Blick gar keine erotischen Erzählungen. Viel zuwenig, so mag es scheinen, geht es um Sex und Verführung. Die weibliche Verführung jedoch ist eine komplexe und sehr facettenreiche Verführung. Sie beginnt beim Ambiente, geht über kleine Details wie sanftes Kerzenlicht über zarteste Berührungen bis hin zu winzigen Besonderheiten im Verhalten eines Mannes. Die Art seines Lächelns, die Eigenwilligkeit, mit der er seine Teetasse hält, und dazu kommt noch vieles mehr.

Die Geschichte von Corinne ist eine wahre Geschichte und auch wieder nicht. »Es ist ein Wunschtraum, der sich hoffentlich erfüllen wird. Es gibt diesen Mann und auch die Verabredung. Meine Gefühle sind die gleichen, die ich in der Geschichte beschreibe. Dieser Mann fasziniert mich, ganz besonders erotisch, und ich kann mich dieser Anziehung nicht erwehren, wenngleich ich weiß, daß eine Beziehung zu diesem Mann für mich mit viel Leid verbunden wäre. Aber wann immer ich an ihn denke beziehungsweise daran, wie sich unsere nächste Begegnung abspielen könnte, zerfließe ich vor Lust und befriedige mich selbst ...«

31. August, fünfzehn Uhr, im Café Seeblick.

Corinne verlangsamte unmerklich ihre Schritte, als sie die hohen Steintreppen vor sich sah, die zum Eingang des Cafés führten.

Vor genau einem Jahr hatte sie mit Martin diese seltsame Verabredung getroffen. Damals, als sie sich nichts mehr zu sagen hatten, als Vorwürfe und Kränkungen zwischen ihnen standen, von ihrer Beziehung nur noch Verzweiflung und Bitterkeit geblieben waren. Auf ein Jahr totale Funkstille hatten sie sich schließlich bei der Gelegenheit geeinigt, als Martin seine letzten Sachen aus der ehemals gemeinsamen Wohnung geholt hatte.

Corinne hatte ihm einen coolen Blick zugeworfen, als er sich ein letztes Mal nach ihr umgesehen hatte, und dabei innerlich aufgeschrien. Sie hatte die Trennung nicht gewollt, obwohl sie seine Sprunghaftigkeit und Unzuverlässigkeit nicht länger hatte ertragen können. Sie hatte sich trotz aller Liebe und Leidenschaft zu einem Ende mit Schrecken entschlossen.

In den Wochen nach seinem Auszug hatte sie nur die Aussicht auf dieses Treffen nach einen Jahr aufrecht gehalten. Sie hatte die Tage und Stunden gezählt und sich wieder und wieder vor Augen geführt, wie es sein würde, sich nach einem Jahr wieder gegenüberzustehen, die Welt zu vergessen und allen Streit, in einen Liebesrausch zu fallen, sich geben, sich nehmen …

Corinne erreichte auf die Minute genau, um fünfzehn Uhr, den Eingang des Cafés. Ob Martin überhaupt kommen würde? Pünktlich sein würde er sicher nicht. Auch diese Tatsache hatte ihr damals zu schaffen gemacht. Und wirklich – sogar bei diesem historischen Treffen war sie die erste. Sie setzte sich an einen Fensterplatz und blickte auf die tosenden grauen Wellen. Ihr Café, der Strand, an dem sie stundenlang spazierengegangen waren, damals, in ihrem ersten Urlaub. Weiter hinten lagen die riesigen Dünen, in denen sie sich nicht nur einmal leidenschaftlich geliebt hatten, nur den Himmel über sich und unter sich den heißen Sand, der jeder ihrer Bewegungen nachgab ...

Zehn nach drei. Wie lange würde er sie wohl warten lassen? Corinne rührte selbstvergessen in ihrem Cappuccino. Selbst dieses Getränk hatte sie nach seinem Auszug eine Zeitlang nicht mehr trinken können. Alles, was mit ihm und der Erinnerung an ihre Liebe zusammenhing, war einfach zu schmerzlich gewesen. Aber irgendwann, nach gut drei Monaten war Stefan gekommen. Ganz anders als Martin. Ein verläßlicher Fels in der Brandung. Ein verständnisvoller Zuhörer, liebevoller Tröster. Balsam für Corinnes verletzte Seele. Und im Bett voll zärtlicher Aufmerksamkeit – im Gegensatz zu Martin, der sich manchmal auch in leidenschaftlicher Härte von ihr genommen hatte, was er wollte. Aber genau das hatte sie so sehr an ihm geliebt. Seine Männlichkeit und Härte, seine Wildheit und Leidenschaft.

Kurz vor halb vier. Eigentlich sollte ich jetzt gehen, dachte Corinne. Einfach, um meinen wiedergewonnenen Stolz nicht zu verlieren, einfach, um ihm zu zeigen, so kannst du mit mir nicht umgehen. Zum ersten und zum letzten Mal. Aber sie blieb sitzen. Und sie wußte, daß sie warten würde, bis er kam. Und wenn das Stunden dauerte. Denn da war das Doppelzimmer im Strandhotel, das sie als »letzte gemeinsame Handlung« bestellt hatten, weil sie sich damals in genau diesem Zimmer, in demselben Bett so ineinander verloren hatten, daß keiner mehr Tag und Nacht hatte unterscheiden können, weil sie sich selbst total vergessen hatten, um den anderen zu finden.

»Hallo.«

Corinne zuckte zusammen. Da stand er. Strahlend, voll schuldbewußtem Charme, eine zerknitterte Rose in der Hand. Attraktiv wie immer und mit einer Selbstverständlichkeit, als wäre er nur mal eben Zigaretten holen gewesen. Die Vertrautheit und gleichzeitige Spannung, die Corinne bei seinem bloßen Anblick ergriff, ließ sie unruhig auf ihrem Sitz herumrutschen.

»Wie geht's? Was hast du gemacht? Wie ist es dir ergangen ... Hast du auch schon gehört? Noch zwei Martinis bitte ...« Corinne hörte sich reden und Martin antworten.

Banales Geschwätz, dachte sie und starrte verzückt auf seine Hände, die zum Weinglas griffen. Schmale, lange Finger. Sie spürte sie auf ihren Brüsten, dem Bauch ... Eine neue Liebe?

»Ach so, ja«, sprach sie weiter. »Es gibt da einen Mann«, gab sie von sich und ertappte sich dabei, daß sie sich kaum noch an seinen Namen erinnern konnte. *Diesen* Mann wollte sie haben. Jetzt und hier. Sofort! Und wenn es nur für eine Nacht sein durfte. Aber diese Nacht wollte sie genießen.

»Laß uns gehen«, sagte sie plötzlich sehr bestimmt, und er rief sofort den Kellner.

Danach gingen sie am Strand entlang zum Hotel hinunter. Schweigend.

Sie hatte die Schuhe ausgezogen, und ihre Fußsohlen vibrierten bei jedem Schritt in dem kühlen, knirschenden Sand.

»Corinne«, begann er da, »wenn es dir lieber ist, können wir auch zwei Einzelzimmer nehmen. Gleich, im Hotel, meine ich.«

Corinne war fassungslos.

»Ich meine, du solltest deine neue Beziehung vielleicht nicht aufs Spiel setzen für ein überstürztes Abenteuer.«

»Du verstehst nichts, gar nichts, nie!« schrie Corinne ihn an, schnappte ihre Schuhe und rannte zum Hotel.

»Ein Einzelzimmer«, verlangte sie, kaum daß sie den Portier von weitem sah. »Ich möchte ein Einzelzimmer.«

»Gern«, entgegnete er und reichte ihr sichtlich überrascht einen Schlüssel. »Der Gatte verbleibt in Ihrem gemeinsamen ...«

Corinne ließ ihn stehen und stürzte die Treppe hinauf zu ihrem neuen Zimmer. Sie schloß sich ein, warf sich aufs Bett und weinte. Sie hätte einfach nie herkommen dürfen. Alles hatte sich so gut angelassen in diesem Jahr nach seinem Auszug. Sie war beruflich vorangekommen, hatte zuverlässige Freunde gefunden, einen Mann, dem sie immer und in allem vertrauen konnte, war mit sich selbst zufrieden gewesen. Das Leben war angenehm und überschaubar gewesen. Und das hätte es bleiben können. Aber nein, sie mußte ja hierher fahren. Herkommen wegen eines blödsinnigen Versprechens, das sie vor einem Jahr gegeben hatte. Martin hatte ganz recht: ein überstürztes Abenteuer.

Gleich morgen früh würde sie abreisen. Oder am besten noch heute. Ihr Blick fiel auf die Uhr. Zu spät. Also mit der Frühmaschine. Zurück in ihre kleine heile

Welt, in Stefans schützende Arme. Zurück zu seinen Zärtlichkeiten. Alles wird gut werden, bestimmt, sagte sich Corinne beruhigend und sah doch immer nur Martins schlanke Hände vor sich, spürte den Sand an ihren Füßen und die Erregung, die in ihr hochstieg.

Es klopfte. »Zimmerservice. Eine kleine Aufmerksamkeit des Hauses«, hörte sie.

Corinne lief mürrisch zur Tür und öffnete. Ein Kellner im weißen Anzug stand mit einem Tablett, einer Flasche Sekt und zwei Gläsern da. Und dahinter Martin, immer noch mit der zerknitterten Rose in der Hand.

»Ein Mitternachtstrunk«, meinte er und schob den Kellner zur Seite, der eiligst das Tablett abstellte und verschwand.

Corinne war sprachlos.

»Für später«, fügte er hinzu und schob das Tablett unters Bett. »Komm her, aber ein bißchen schnell«, meinte er dann mit rauher Stimme, »schließlich habe ich ein Jahr auf dich warten müssen.«

Und Corinne ging auf ihn zu. Sie fühlte seine Hände über ihre Schultern hinabgleiten. Seine Finger öffneten die Knöpfe ihres leichten Sommerkleides, und seine Küsse hatten ihr längst jeden Protest unmöglich gemacht.

Sie klammerte sich an ihn, als er sie aufs Bett gedrängt hatte, ihren Körper mit rauhen Küssen bedeckte. Und als er wild und tief in sie eindrang, schrie sie leise auf und biß ihn in die Schulter. Und sie wünschte sich, daß diese Nacht nicht enden möge, und sie beschloß, auf die Leidenschaft dieses Mannes nie mehr zu verzichten. Und wenn sie noch so oft auf ihn würde warten müssen, er niemals ein Fels in der Brandung sein würde, sondern die Brandung selbst, die sie mitriß in ihrer Wildheit – wieder und wieder.

Als sie erschöpft voneinander ließen, kreischten die Möwen vor ihrem Fenster, und erste kühle Sonnenstrahlen stahlen sich durch die dichten Vorhänge ins Zimmer.

Sie tranken den schal gewordenen Sekt, und Corinne spürte einzelne Sandkörner auf ihrem Körper, die von ihren Fußsohlen stammen mußten.

»Ich bin nicht mehr der Abenteurer von einst, Corinne, glaub mir. Ich will dich haben, nur dich. Ich habe mich geändert«, sagte Martin und streckte die Hand nach ihr aus.

»Bloß nicht«, murmelte Corinne und schloß die Augen.

Die Geschichte von einem Blind-date im Urlaub, das in Liebe endet, hat mir Annette, 31, erzählt, und diese Geschichte hat sie auch so erlebt.

»Erotik – dazu gehört doch eigentlich alles«, sagt sie, »das ganze Drumherum ist dabei sehr wichtig. Also, ich kriege jedenfalls jedesmal wieder Lust auf die Lust, wenn ich an unser Kennenlernen denke. Natürlich hat das irgendwann auch mit dem konkreten Sex zu tun, aber auch wenn ich mich selbst befriedige und mir Geschichten dazu ausdenke, haben die Geschichten mit sehr unterschiedlichen Gefühlen zu tun, mit Verirrungen und Mißverständnissen, Hoffnungen, Zweifeln, Zittern, Vorfreude – und natürlich mit der Liebe. Das alles ist Lust.«

Am Anfang hatte sie ihn ausgelacht. Dann war sie verärgert gewesen über so viel Hartnäckigkeit und hatte kategorisch den Kopf geschüttelt, wann immer Bernd, ihr Bruder, das Thema auf den kommenden Urlaub gebracht hatte. Schließlich hatte sie nachgegeben, einfach, weil sie ihm nie einen Wunsch hatte abschlagen können, schon früher nicht, wenn er mit treuherzigen Augen noch ein Stück Schokolade hatte haben wollen und noch eins – bis sie schließlich selbst nichts mehr gehabt hatte.

Also gut, nun war es beschlossen, sie würde mit ihrem Bruder, dessen Freundin Sabine und – einem unbekannten Dritten namens David in ein Ferienhaus auf Korsika fahren. Für drei Wochen.

Annette zeigte sich selbst den Vogel, so etwas Hirnverbranntes. Dieser David würde sich mit Sicherheit einbilden, daß er einen Flirt mit ihr gleich mitgebucht hatte. Die Kuppelei war doch zu offensichtlich. Auf der einen Seite ein total verliebtes Pärchen, und übrig blieben er und sie, beide jung, beide allein, dazu Sonne, Urlaub, Meer und ein romantisches altes Bauernhaus. Deutlicher konnten die Vorzeichen gar nicht sein.

Trotzdem: Sie war an einem Urlaubsflirt nicht interessiert. Nicht im geringsten interessiert. Sie war viel zu froh, daß sie den Reinfall mit Christian endlich hinter sich gebracht und einigermaßen überwunden hatte. Zunächst einmal wollte sie einfach nur das Leben genießen, die Freiheit, den Urlaub …

David packte seinen Koffer. Ich muß bescheuert sein, dachte er und warf unwillig seine Tauchausrüstung auf die Kleidungsstücke. Und alles wegen Bernd und seinem Urlaub, der gescheitert wäre, weil er mit Sabine allein das Haus am Strand nicht hätte bezahlen können. Aber warum gerade ich? Ruhe hatte er sich verordnet. Vor allem Ruhe vor dem anderen Geschlecht. Diese Annette – oder wie immer sie hieß – würde sich doch sonstwas einbilden. Zwei Männer, zwei Frauen – alles andere lag auf der Hand, wenn sich zwei davon schon gefunden hatten. Aber nicht mit ihm. Er hatte genug!

Er mußte an seine Zukunft denken, wollte Karriere machen, und keine noch so attraktive Frau konnte ihn mehr ablenken. Nicht einmal einen Urlaub lang. Basta ...

Sie fuhren mit Bernds großem Kombi. Natürlich saß Sabine auf dem Beifahrersitz. Mehr als einmal schlenkerte der Wagen bedenklich, weil sich die beiden immer wieder verlangende Blicke zuwarfen oder sich küßten. Hinten saßen David und Annette. Sie hatten sich beide nur zu einem knappen »Hallo« durchgerungen und saßen auf der Rückbank so weit voneinander entfernt, wie es nur eben möglich war. Annette starrte aus dem rechten Fenster und dachte: eingebildeter Schnösel. Der denkt doch, er hat mich schon in der Tasche. Aber da täuscht er sich.

David starrte aus dem linken Fenster: arrogante Ziege. Kommt sich wohl sonstwie vor. Aber mich beeindruckt sie nicht. Überhaupt nicht ...

Sie erreichten das Haus zur Mittagszeit des nächsten Tages, und es war noch schöner, als es im Prospekt gewirkt hatte. Blauer Himmel, Sonne und gleich hinter der Düne der Strand. Das Haus selbst war angenehm kühl, hatte tausend verborgene Winkel und Ecken und jede Menge Platz. Das größte Zimmer, das mit Blick auf den Strand, bekamen Bernd und Sabine – natürlich. Denn in diesem Zimmer stand auch das große Himmelbett. »Ich glaube, wir werden nicht viel am Strand sein«, scherzte Bernd und warf Sabine übermütig auf die Kissen.

Annette wandte sich schweigend ab und besichtigte die übrigen Zimmer. Als sie sah, daß David seine Tasche in einen Raum warf, der gleich neben dem von Bernd und Sabine lag, stapfte sie entschieden wieder die Treppe hinunter und nahm ein recht kleines Zimmer neben der Küche. Das war wohl die ehemalige Dienstmädchenkammer gewesen. In dieser »Liebesetage da oben« wollte sie sich jedenfalls nicht einquartieren. Ganz bestimmt nicht!

Sie öffnete das Fenster und atmete tief die salzige Luft ein. Irgendwie war sie genervt. Es ist eine ausgesprochene Schrott-Idee gewesen, hierherzufahren, gestand sie sich wieder einmal ein. Ich werde am besten auf eigene Faust losziehen und nur zum Schlafen hierherkommen. Nicht geschenkt würde sie ihn wollen, diesen Möchtegern-Karrieristen. Das einzige Thema, das ihn beim letzten Abendessen aus der Reserve hatte locken können, war Geld gewesen. Macht und Erfolg wollte er noch dazu. Als ob das alles wäre im Leben.

Bernd und Sabine ließen nichts unversucht in Sachen Kuppelei. Eine gemeinsame Bootsfahrt auf eine nahe gelegene einsame Insel, und dann waren sie verschwunden, um die beiden allein zu lassen. Jedoch ohne Erfolg. Denn David und Annette, die Zurückgelassenen, saßen auch nach fast zwei Stunden noch immer so da, wie sie sie verlassen hatten. Jeder saß auf einem Stein und schwieg vor sich hin.

Eine Strandparty zu viert mit Schmuseliedern und eng getanztem Blues brachte auch nicht den Durchbruch. Annette »fühlte sich« plötzlich nicht, und David war allenfalls bereit, mit Sabine zu tanzen.

»Der absolute Reinfall«, gestand Bernd eines Nachts seiner Geliebten, »dabei hätte ich wetten können, daß es funkt.«

»Die sind ja beide kalt wie Marmor«, meinte Sabine kopfschüttelnd, »wir hätten vielleicht besser alleine fahren sollen.«

Annette lag in ihrem Bett, schwitzte und konnte nicht schlafen. Zum wohl hundertsten Mal hatte sie ihr Lieblingslied abgespielt, Klänge, die sie an zu Hause erinnerten, an ihr neues freies Leben. Nach der ersten knappen Woche in diesem Haus hatte sie die Nase gestrichen voll. Bootsfahrten zu einer Liebesinsel, Stehblues am Strand – einfach lächerlich.

Und dieser eingebildete Snob tanzte nur mit Sabine. Nie hatte sie sich so gedemütigt gefühlt. Sie wälzte sich unruhig von der rechten auf die linke Seite und zurück. Gegen Morgen stand ihr Entschluß fest: Sie würde nach Hause fahren. Sofort. Das Geld konnten sie ihretwegen behalten, Hauptsache, sie konnte diesen Ort endlich verlassen und mußte diese Situation nicht länger ertragen. Bevor die anderen wach wurden, hatte sie ihre Tasche gepackt, einen erklärenden Abschiedsbrief auf den Küchentisch gelegt und war mit dem Fahrrad zum Fähranleger gefahren. Als sie an Deck stehend das Festland erkannte, fiel ihr ein Stein vom Herzen. Wenige Stunden später saß sie im Zug. Auf direktem Weg nach Hause. Geschafft! Annette fand es wundervoll, wieder zu Hause zu sein. Sie warf ihre Tasche in den

Flur und ging, so wie sie war, zwei Ecken weiter in ihr Stammcafé.

Vertraute Menschen sehen, lebendig, normal, keine aufgeblasenen Emporkömmlinge wie diesen David, Daniel oder wie immer er geheißen hatte. Großes Hallo empfing sie und viele erstaunte Blicke, weil man sie doch erst in zwei Wochen zurückerwartet hatte.

»Ein Horror, vergiß es«, sagte sie allen nur knapp und summte ihr Lieblingslied mit, das schon zum dritten Mal aus der Musicbox klang.

Seltsam, dieses Lied hatte sie immer auf Korsika gehört, allein, nachts und meist zehnmal hintereinander. Wie weit weg das war und doch irgendwie seltsam nah. Und nun wurde es hier in kurzer Zeit zum drittenmal gespielt. Sie wandte sich um, als eine Stimme hinter ihr sagte: »Ich habe es noch fünfmal gedrückt.«

Annette starrte ihr Gegenüber sekundenlang an – und begriff nichts.

Da stand dieser aufgeblasene Mensch hier in ihrem Stammcafé. Er mußte doch noch auf Korsika sein. Und er drückte ihr Lied und sah sie mit einem Blick an, den sie ihm nie und nimmer zugetraut hätte.

»Ich bin schon am Abend abgereist, gleich nach dem Abendessen, und seit gestern wieder hier«, erklärte er. »Ich habe es auch nicht mehr ausgehalten.«

Annette schluckte.

»Bernd sagte mir, daß du auch weg bist«, fügte er hinzu.

»Ah, ja«, entgegnete Annette ein wenig lahm. »Und was machst du hier?« fragte sie dann.

»Mein Stammcafé«, sagte er, »ich frühstücke hier beinahe jeden Tag.«

»Und ich trinke meinen Feierabendkaffee hier«, erzählte Annette. Und plötzlich saßen sie an einem Tisch und fanden sehr viele Gemeinsamkeiten. Nicht zuletzt den Liebeskummer, der ihn zum Snob und sie zur arroganten Ziege gemacht hatte. Sie lachten beide, und als die Musicbox zu spielen aufhörte, verließen sie das Café und gingen zu einem Italiener, aßen Pizza und tranken Wein. Aus den Lautsprechern drangen leichte italienische Sommerklänge.

»Ich mag Italien viel lieber als Frankreich«, sagte David, und Annette stimmte ihm begeistert zu.

»Ich möchte so gerne noch mal nach Sizilien«, sagte sie träumerisch. »Vorletztes Jahr war ich da mit ... – nun ja, ist ja auch egal.«

Er hat sinnliche Lippen, stellte Annette nach dem zweiten Glas Wein fest, und nach dem dritten beschlossen sie, eine Flasche Wein mitzunehmen und bei ihr sizilianische Lieder zu hören.

»Ich dachte, dich interessiert nur Geld und Erfolg«, flüsterte Annette, als er spät in der Nacht ihr Kleid aufknöpfte und seinen Mund auf ihre nackten Brüste preßte.

»Ich hielt dich für eine arrogante Ziege«, sagte er verliebt, als sie sich über seinen nackten Körper beugte und ihn zärtlich zu verwöhnen begann.

»Ich hasse Kuppeleien«, bemerkten beide, als sie sich – ganz ohne Hilfe – ineinander verschlangen und ihre Körper zueinanderfanden, als wären sie eigens dafür erschaffen worden.

Geliebtes Bruderherz, dachte Annette viele lustvolle Ewigkeiten später, wie gut, daß ich dir nie einen Wunsch abschlagen konnte.

Sabine lachte und reichte dem verschlafenen Bernd eine bunte Karte: »Von wegen Reinfall«, meinte sie, »nun sieh dir das an. Von Annette und David aus Italien.«

»Sizilien soll sehr schön sein«, hatte David geschrieben. »Von unserem Bett haben wir einen direkten Blick auf die Bucht, und morgen werden wir ganz bestimmt die Sehenswürdigkeiten der Stadt besichtigen. Oder vielleicht auch erst übermorgen ...«

Simone, 34, ist seit fünf Jahren verheiratet. »Sehr glücklich«, sagt sie. Trotzdem stellt sie mitunter traurig fest, daß das Bemühen umeinander in ihrer Ehe nachläßt. »Ich wünschte, ich wäre im erotischen Bereich etwas mutiger«, gesteht sie. »Ich weiß auch, daß das meinem Mann sehr gefallen würde.« Von ihm hingegen wünscht sie sich mehr Initiative in gesellschaftlicher Hinsicht. »Schön wäre es, wenn er einmal einen Theaterabend planen oder ein Lokal für uns entdecken würde ...«

In der nachfolgenden Phantasiegeschichte wie auch in ihren Masturbationsphantasien läßt Simone ihre Träume Wirklichkeit werden. »Und ich hoffe sehr, daß ich bald mutig genug bin, das eine oder andere auch in die Realität umzusetzen ...«

Lukas warf dem Wecker einen wütenden Blick zu. Nicht zu fassen, wie konnte er es wagen, mitten in der Nacht zu schellen. Und dann auch noch auf diese aufdringliche Weise. Er wollte eben zuschlagen, als es ihm wieder einfiel: der Hochzeitstag! Heute war sein Hochzeitstag.

Deshalb hatte er den Wecker auf eine so unmenschlich frühe Zeit eingestellt. Denn er wollte vor Bürobeginn noch etwas für Simone besorgen. Fünf Jahre, dachte Lukas, während er müde, aber entschlossen ins Badezimmer lief. Fünf Jahre Ehe waren schon ein Geschenk wert. Und auch eine kleine, ganz erlesene Feier hatte er sich vorgestellt.

Lukas freute sich schon jetzt auf Simones Augen, bestimmt rechnete sie damit, daß er den Tag einfach vergessen hatte oder bestenfalls ein paar Blumen mitbrachte, wie an den vier Jahrestagen zuvor.

O nein, diesmal hatte er sich etwas Besonderes einfallen lassen. Sie würde staunen.

Lukas pfiff munter vor sich hin, von draußen drangen die ersten Sonnenstrahlen ins Badezimmer. Ein schöner Tag.

Er frühstückte in großer Hast allein, denn Simone hatte Frühdienst auf der Station, auf der sie als Krankenschwester arbeitete, und war schon zwei Stunden vor ihm leise aus dem Haus gegangen.

Kurze Zeit später parkte Lukas seinen Wagen vor dem Juweliergeschäft. Beschwingt trat er durch die Glastür. »Ist es da?« fragte er atemlos.

»Aber ja«, beruhigte ihn der Juwelier lächelnd. »Und es ist ein ganz besonders schönes Stück geworden.«

Lukas war glücklich, als er das Amulett sah. Es war genau so, wie er es sich vorgestellt hatte nach den vielen Erzählungen seiner Frau, die den Verlust des Originals zu Beginn ihrer Bekanntschaft nie hatte verwinden können.

»Eine sehr gute Arbeit«, lobte er den Juwelier, bezahlte und ging. Als nächstes hielt er vor der kleinen lauschigen Weinstube in der Altstadt. »Ich wollte mich nur vergewissern wegen unserer Feier heute abend«, erklärte er dem Besitzer.

»Alles bereit, mein Herr«, beruhigte ihn der Mann, »die Rosen sind bestellt, der Geiger wird kommen, und er weiß, welche Lieder er spielen muß, und um sieben Uhr wird das Menü für zwei aufgetragen, und ab neun Uhr werden vier weitere Gäste erscheinen.«

»Genau.« Lukas atmete tief durch. Alles lief wie am Schnürchen. »Denken Sie auch an den Champagner, gleich wenn wir kommen.«

»Steht ganz oben auf der Liste«, sagte der Mann lächelnd und führte Lukas zur Tür.

Frohgemut fuhr Lukas schließlich ins Büro. »Keine Anrufe mehr ab 17 Uhr«, sagte er seiner Sekretärin. »Sie wissen, mein Hochzeitstag ...«

Etwa zur selben Zeit beendete Simone ihren Dienst auf der Wachstation des Krankenhauses. Keine Notfälle heute; das Schicksal schien es gut mit ihr zu meinen – und mit ihrem Hochzeitstag. Fünf Jahre, überlegte sie, während sie zum Parkplatz ging, eine runde Zahl und ein schöner Anlaß, einen ganz besonderen Abend zu organisieren. Simone lächelte verträumt, als sie im Geist noch einmal ihre geheimen Pläne für den Abend durchging.

Lukas würde Augen machen! Bestimmt hatte er ihren Hochzeitstag vergessen. Nun gut, das würde sie ihm nachsehen, schließlich hatte er viel um die Ohren. Allerdings würde sie dafür sorgen, daß er diesen Abend nicht so schnell vergessen würde. Bald darauf bog sie in eine Seitenstraße der Innenstadt ein – keine 300 Meter von der Straße entfernt, in der ihr Mann an diesem Morgen schon einiges erledigt hatte.

Lukas legte entnervt den Hörer auf und drückte den Knopf der Sprechanlage. »Hören Sie«, sagte er etwas gehetzt zu seiner Sekretärin, »es ist schon fünf nach fünf. Bitte keine Telefonate mehr. Ich bin so gut wie aus dem Haus.«

Die Sekretärin nickte verständnisvoll. Keine zehn Minuten später fuhr er mit aufheulendem Motor davon und auf schnellstem Weg nach Hause.

Hoffentlich hat sie kein Essen gekocht, dachte er, als er die Wagentür zuschlug und sah, daß die Gardinen in der Küche und im Wohnzimmer zugezogen waren. Am Ende ist sie gar nicht da? Unruhig schloß er die Haustür auf.

Er blinzelte, weil er sich an die Dunkelheit gewöhnen mußte, und trat vorsichtig einen Schritt ins Wohnzimmer. »Simone, bist du da?« rief er aufgeregt. Schließlich mußte er noch duschen und sich umziehen, und er wollte sehr gern pünktlich sein in der Weinstube. Zarte Geigenklänge erwarteten ihm schließlich. »Simone …« Weiter kam er nicht, denn plötzlich flammten zwei kleine rote Lampen auf, und im Schein dieser ungewohnten Beleuchtung sah er Simone. Sie kam langsam auf ihn zu. Was für ein Anblick!

Lukas war sprachlos. Sie hatte ihr sonst zum Pferdeschwanz gebundenes Haar wild über die Schultern geworfen, war aufreizend geschminkt. Ihre Beine erschienen ihm endlos, weil sie auf den hochhackigsten Schuhen stand, die er je an ihr gesehen hatte.

Der Anblick der schwarzen Strapse und des knappen Spitzen-Tangas ließen sein Herz höher schlagen, und der durchsichtige BH ließ ihre Brüste derart verlockend erscheinen, daß ihm die Luft knapp wurde.

»Willkommen, Liebster«, sagte sie und stand schon dicht vor ihm. Sie hat ein neues Parfüm, dachte er noch – und dann, dann dachte er nicht mehr viel, sondern ließ sich willig treiben.

Sie entkleidete ihn langsam und zärtlich, nahm ihn dann an der Hand und führte ihn ins Schlafzimmer, das sie für diesen Abend hergerichtet hatte. Dunkles Rotlicht, und aus den Lautsprechern erklang eine rauchige Frauenstimme.

Lukas legte sich aufs Bett, weil sie ihn darum gebeten hatte, und erwartete ein wenig irritiert, daß sie sich zu ihm gesellen würde. Simone jedoch hatte etwas anderes vor. Im Schein einer kleinen roten Lampe begann sie, sich langsam und aufreizend zu der Musik zu bewegen: Stück für Stück entledigte sie sich dabei ihrer ohnehin knappen Kleidung. Als sie langsam den letzten Strumpf von ihrem Bein rollte, konnte Lukas sich nicht mehr beherrschen. »Komm«, flehte er, »komm, ganz schnell ...«

Er würde diesen Hochzeitstag niemals vergessen, dachte er, als er lustvolle Ewigkeiten später neben ihr wieder zur Besinnung kam und ihren nackten Rücken streichelte. Was für eine Frau, was für ein Glück.

»Das Essen«, rief er dann, »der Champagner, die Musik!« Und erzählte hastig von seinem geheimen Plan und dachte wieder einmal, was für eine tolle Frau sie doch war, weil sie es geschafft hatte, sich in knapp fünfzehn Minuten anzuziehen, und nun strahlend neben ihm im Auto saß.

»Wir hatten schon begonnen, ihr Turteltauben«, scherzten die beiden Freundespaare und prosteten den beiden zu. Der Weinstubenbesitzer aber, dem Lukas entschuldigende Blicke zuwarf, lächelte nur wissend in sich hinein ...

Julia, 30, ist eine »unverbesserliche Romantikerin«, wie sie selbst sagt. »Vor allem in der Liebe und beim Sex. Ich möchte erobert werden, und ich genieße es, daß der Mann stärker ist als ich und mich beschützen kann.« Im letzten Sommer hat sie sich rettungslos verliebt. »In einen Bademeister mit einer tollen Figur. Ich fühlte mich so sicher unter seinen Blicken und gleichzeitig total verunsichert. Ich bete, daß er nächstes Jahr wieder da ist und wir zueinanderfinden.«

In ihrer Masturbationsphantasie gehen ihre geheimsten Träume bereits in Erfüllung ...

Julia haßte Badeseen. Sie hatte Angst vor dem Wasser. Sie hatte Angst zu ertrinken, aber das hätte sie niemals zugegeben. Also lief sie jubelnd hinter den anderen ihrer Clique ins Wasser und schwamm mit kräftigen Zügen immer weiter ins Tiefe hinein. Nur nicht daran denken, daran, daß das Wasser mit jedem Zug tiefer, der Abstand zum sicheren Ufer größer wurde. Die anderen machten verwegene Kunststücke auf einer winzigen Luftmatratze, fielen unter wilden Verrenkungen kopfüber ins kalte Naß. Sommerzeit, Badezeit. »Sei kein Spielverderber, Julia, komm schon!« Also schwamm Julia weiter, eifrig bemüht zu lächeln, eifrig bemüht, nicht nach hinten zu sehen, zum rettenden Ufer, von dem sie sich weiter und weiter entfernte …

Martin haßte seinen Job – und das gab er auch zu. Aber er liebte seinen kleinen Sportwagen, und weil sein Anfangsgehalt als technischer Zeichner gerade mal das Nötigste abdeckte, stand er im Sommer für einen Zusatzlohn am Badesee. Das heißt, meist saß er auf dem kleinen Aussichtsturm, wobei er sich komisch vorkam. Ein bißchen erinnerte es ihn an seine Kinderjahre, an den nahen Wald und die Hochstände der Förster, die ihm verboten waren, die er aber dennoch immer wieder bestiegen hatte.

Aber – keine Zeit für Erinnerungen. Martin nahm das Fernglas, schaute durch die Vergrößerungsgläser, die die bunten Punkte wieder zu Menschen werden ließen. Alles ruhig, beziehungsweise alles laut und fröhlich. Keine verdächtigen Bewegungen, kein erstickter Laut, kein ernsthaftes Hilferufen.

Martin schloß die Augen und dachte an den Abend. Er freute sich auf seinen Feierabend, denn das bedeutete vor allem, aus dem weißen Dreß steigen zu können, sich in die Fluten des Sees zu stürzen, endlich das kühle Wasser selbst zu spüren, das er meist nur von Ferne betrachten durfte. Am Abend waren auch die Familien weg, das Geschrei der Kinder verstummt, die vielen kleinen Schlauchboote und Schwimmringe verschwunden, die ihm die Arbeit ziemlich erschwerten, weil er in all dem bunten Gummigewirr die Köpfe der Badegäste nur sehr undeutlich ausmachen konnte.

Schon neigte sich der Tag. Die ersten brachen auf, die

mit den Kleinkindern zuerst. Dann die alten Menschen. Noch zwei Stunden, dann würde der Tag ihm gehören, das Leben, die Freiheit, das Wasser ...

»Achtung!« rief Markus noch – oder war es Peter gewesen? Ihre nassen dunklen Haarschöpfe ließen die beiden noch ähnlicher aussehen. Sie hätte sie höchstens an ihren Badehosen unterscheiden können, aber das schaffte Julia nicht mehr, denn schon fiel ein kräftiger Männerkörper auf sie und drückte sie unter Wasser.

Ich wußte es, ich wußte immer, daß ich eines Tages ertrinken werde, dachte sie, während sie panisch zappelnd versuchte, sich ihrer Last zu entledigen und wieder an die Wasseroberfläche zu gelangen. Sie sah die Unterseite der Luftmatratze über sich und unendlich viele Beine und dachte, daß es ein seltsames Bild war, das letzte, das sie hier auf Erden sehen sollte.

Sie fühlte noch, daß eine Hand nach ihrem Arm griff, ziemlich grob, aber dann wurde es schwarz um sie.

Als sie wieder zu sich kam, sah sie einen nassen Männerkörper direkt über sich, und sofort kehrte das panische Entsetzen zurück. Ich bin noch unter Wasser! Doch dann sah sie die Blätter der Bäume, spürte die Sonne und schließlich auch die fremden Lippen auf ihren eigenen. Ich bin im Himmel, dachte Julia und fühlte sich plötzlich unheimlich gut. Willig öffnete sie ihre Lippen und hob ihren Mund dem fremden entgegen.

Martin hatte das Knäuel Menschen verflucht, das sich ausgerechnet so kurz vor seinem Feierabend zu derart wilden Aktionen hatte hinreißen lassen, daß sein Eingreifen notwendig wurde.

In wenigen Zügen hatte er die Luftmatratze erreicht

gehabt und sofort nach der ohnmächtigen Frau gegriffen, die sich darunter befand. Typisch, hatte er wütend gedacht, sie wissen nie, wo ihre Grenzen sind. Er hatte sie an Land gebracht, sie ein wenig abseits von der Liegewiese unter einen Baum gelegt und mit der üblichen Mund-zu-Mund-Beatmung begonnen. Ein leichter Fall, das hatte er gleich gesehen. Sie hatte ja kaum Wasser geschluckt.

Zehn Minuten, überlegte er, dann ist sie soweit, daß ich sie loswerden, sie nach Hause schicken kann. Wenn es sein muß, auch mit einem Taxi. Dann brauch' ich noch zehn Minuten für den Bericht – und dann habe ich frei.

Doch die zehn Minuten waren längst überschritten, und seine Lippen lagen immer noch auf denen der jungen Frau, obwohl sie längst nicht mehr kalt waren, sondern im Gegenteil sehr, sehr heiß.

Ihr Bikinioberteil war bei der turbulenten Rettungsaktion verrutscht und gab ihre Brüste frei. Aber sie schien es gar nicht gemerkt zu haben, und er bemerkte es sehr zu seiner Freude, denn längst hatten sich ihre Brustwarzen genauso erwartungsvoll gehoben wie ihre Lippen. Er hörte sie irgendwas von »Himmel« flüstern und gab ihr schweigend recht. Und als er kurze Zeit später bemerkte, daß ihre Bekannten ohne sie aufgebrochen waren, löste er ihr Oberteil ganz. Julia spürte bald darauf zum drittenmal an diesem Tag einen Männerkörper direkt auf ihrem, aber sie empfand alles andere als Panik und dachte, daß das sicher daran läge, daß sie jetzt eben im Himmel sei.

Wieder gab ihr Martin recht. »Du Engel«, meinte er sehr viel später lächelnd und beugte sich ein weiteres

Mal über ihre Brüste. Seinen Feierabend hatte er schon lange vergessen …

Julia liebt Badeseen. Sie hat keine Angst vor dem Wasser, keine Angst zu ertrinken, und sie gibt sofort zu, daß das an dem Bademeister liegt, der sie mit seinem Fernglas ganz genau im Auge behält, wenn sie den lieben langen Nachmittag auf ihrer Luftmatratze unter seinem Aussichtsturm treibt.

Martin liebt seinen Job, und er liebt es, auf seinem Turm zu sitzen. Nicht nur, weil es ihn an die verbotenen Hochsitze seiner Kindheit erinnert, er denkt überhaupt wenig an die Vergangenheit in diesem Sommer. Doch die Stunden bis zu seinem Feierabend zählt er immer noch ungeduldig. Viel ungeduldiger als früher sogar, denn Feierabend, das bedeutet, die weißen Kleider abzustreifen, sich in die Fluten zu stürzen, immer wieder, bis die Wellen von Lust und Erlösung über ihm zusammenschlagen und Julia »Himmel« flüstert …